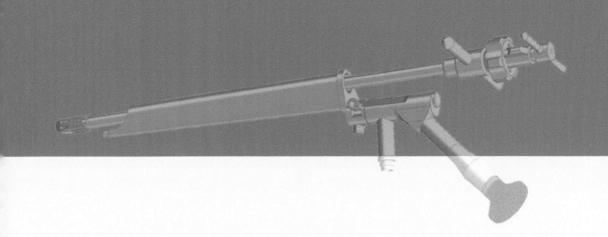

V 形双通道脊柱内镜技术

V–Shape Bichannel Spinal Endoscopy：
Technique and Practice

主 编 贺石生

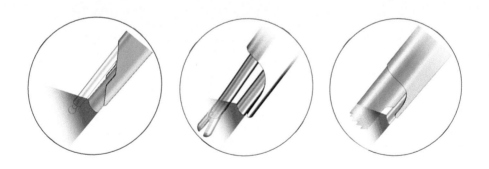

科学出版社

北 京

内 容 简 介

本书共 7 章,全面系统地介绍了 V 形双通道脊柱内镜系统的设计原理、手术器械、适应证与禁忌证、手术步骤与手术技巧、术后康复等专业知识,并配以大量的临床病例及图片资料。这一全新的脊柱内镜系统能够在实时、全程的内镜监视下安全、高效地完成各种复杂的脊柱手术操作。本书旨在让读者能够深入了解这一全新的脊柱内镜系统的技术原理和操作方法,并将之很好地应用于临床。

本书将为有意开展此项脊柱内镜技术的专业医师提供参考和帮助。

图书在版编目(CIP)数据

V 形双通道脊柱内镜技术 / 贺石生主编 . — 北京:科学出版社,2021.12
ISBN 978-7-03-070636-2

Ⅰ. ① V… Ⅱ. ① 贺… Ⅲ. ① 内窥镜－应用－脊柱病－外科手术
Ⅳ. ① R681.5

中国版本图书馆 CIP 数据核字 (2021) 第 229526 号

责任编辑:肖 芳 / 责任校对:张 娟
责任印制:李 彤 / 封面设计:蓝正设计

科 学 出 版 社 出版
北京东黄城根北街 16 号
邮政编码:100717
http://www.sciencep.com

北京建宏印刷有限公司 印刷

科学出版社发行 各地新华书店经销
*
2021 年 12 月第 一 版 开本:787×1092 1/16
2023 年 2 月第二次印刷 印张:11
字数:158 000

定价:158.00 元
(如有印装质量问题,我社负责调换)

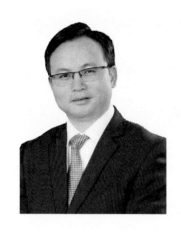

贺石生　博士、主任医师、教授、博士研究生导师。同济大学附属第十人民医院骨科主任、脊柱外科主任、脊柱微创中心主任、同济大学脊柱疼痛医学研究所所长。兼任亚太脊柱微创协会理事、国家卫健委脊柱内镜诊疗技术项目专家组委员、中国医师协会骨科医师分会委员、中国医师协会骨科医师分会脊柱疼痛专业委员会主任委员、中国康复医学会颈椎病专业委员会副主任委员、中华医学会骨科学分会微创学组委员、中国医师协会骨科医师分会微创脊柱专业委员会委员、中国医师协会内镜医师分会及脊柱内镜专业委员会常委、中国康复医学会脊柱脊髓专业委员会委员、中国医疗保健国际交流促进会骨科疾病防治专业委员会脊柱内镜学组副组长、中国康复医学会脊柱脊髓损伤专业委员会微创脊柱外科学组委员、上海市康复医学会脊柱脊髓损伤专业委员会脊柱微创学组组长、《中华外科杂志》通讯编委、《中华骨科杂志》通讯编委、《中国矫形外科杂志》编委、《中国脊柱脊髓杂志》编委等职务。

至今已在国内核心期刊发表论文 100 余篇，SCI 收录 40 余篇。获国家教育部留学回国人员科研启动基金、国家自然科学基金、上海市科学技术委员会基础研究重点项目及军队"十一五"国际合作项目等多项基金资助。获上海市及军队各类奖共 7 项，其中"脊柱侧凸三维矫形新技术及临床应用"获上海市科技进步一等奖，"颈椎病的外科治疗和相关基础研究"获得军队医疗成果二等奖，"微创新技术在脊柱外科中的应用及相关研究"获上海市医学科技进步二等奖，"脊柱微创手术中减少射线暴露及快速定位的关键技术及应用"获上海市技术发明二等奖。主编专著三部：《脊柱微创外科技术》（2006 年）、《微创腰椎融合术》（2010 年）、《脊柱常见疾病微创治疗与康复》（2010 年），其中《脊柱微创外科技术》是国内第一部脊柱微创专著。

编著者名单

主　　编　贺石生

副 主 编　倪海键

主编助理　樊云山

编　　者　（按姓氏笔画排序）

王　博　大连医科大学附属第一医院

王开明　蚌埠市第三人民医院

王传锋　同济大学附属第十人民医院

邓忠良　重庆医科大学附属第二医院

申自权　蚌埠市第一人民医院

史　升　同济大学附属第十人民医院

冯　纯　上海市第一康复医院

刘培太　蚌埠市第一人民医院

闫　煌　同济大学附属第十人民医院

严　宁　同济大学附属第十人民医院

杨　珣　同济大学附属第十人民医院

杨　群　大连医科大学附属第一医院

杨德顺　蚌埠市第三人民医院

张　鑫　上海市第一康复医院

陈　佳　同济大学附属第十人民医院

陈方经　同济大学附属第十人民医院

周程沛　空军军医大学唐都医院

赵颖川　同济大学附属第十人民医院

贺石生　同济大学附属第十人民医院

晏铮剑　重庆医科大学附属第二医院

钱济先　空军军医大学唐都医院

顾广飞　同济大学附属第十人民医院

倪海键　同济大学附属第十人民医院

程　亮　南方医科大学第三附属医院

虞舜志　同济大学附属第十人民医院

樊云山　同济大学附属第十人民医院

黎庆初　南方医科大学第三附属医院

Amanda Ferland　上海市第一康复医院

编写秘书　（按姓氏笔画排序）

冯超博　同济大学附属第十人民医院

周　志　同济大学附属第十人民医院

龚浩宇　同济大学附属第十人民医院

近 20 年来，脊柱内镜技术引领着微创脊柱外科的飞速发展，各种技术和工具层出不穷、方兴未艾。回顾脊柱内镜的发展历程，从最初的关节镜辅助到胸、腹腔镜辅助脊柱前路减压与修复重建；从显微镜到显微内镜技术；从单孔单通道同轴椎间孔镜到双孔双通道非同轴脊柱内镜；从腰椎拓展到颈椎、胸椎；从单纯的脊柱内镜发展到高清、4K、3D 数字化脊柱内镜，这些技术进步极大地促进了现代微创脊柱外科技术的发展。脊柱内镜手术不再是一种基于介入思维的"新"手术，而是将脊柱内镜作为一种工具，以更小的创伤去完成传统的脊柱外科手术。

在此背景下，贺石生教授团队和山东冠龙医疗用品有限公司历经 5 年时间研发了 V 形双通道脊柱内镜系统，该套脊柱内镜系统不同于目前临床上现有的任何一种内镜，是一种全新的单孔双通道模式内镜，也是我国完全自主研发的原创性产品。该系统能够在实时、全程的内镜监视下安全、高效地完成经椎间孔入路腰椎减压术和腰椎间融合术，兼具水介质和空气介质两种工作模式，使脊柱外科医师能够在熟悉的入路及视觉情境下完成手术，从而降低了学习曲线。

本书由贺石生教授主编，联同国内多位微创脊柱外科专家精心撰写，对 V 形双通道脊柱内镜系统的设计原理、器械组成、适应证、手术步骤和手术技巧做了详尽阐述，并配以大量病例资料和实例图片，使读者深入了解这一全新的脊柱内镜系统，以便将其更好地应用于临床，造福广大患者。希望该书的出版，能够对致力于脊柱内镜技术的同道有所裨益。

周　跃

重庆新桥医院骨科主任、教授

国际微创脊柱外科学会（ISMISS）主席

2021 年 8 月于重庆

作为脊柱微创代表性核心技术，脊柱内镜技术的发展落后于关节镜技术，因为脊柱内镜操作的对象是脊柱及其包含的神经，因此它对安全性要求更高。关节镜技术由于操作时在关节腔中，安全性较高，在 20 世纪 70 年代就已经发展比较成熟，而脊柱内镜技术则是 20 世纪 80 年代初期，才开始有医师借助关节镜的器械和技术来尝试在脊柱部位进行观察及手术。

最早的脊柱内镜技术就是通过两侧的切口，一侧放入关节镜，另一侧放入器械，来观察和操作。20 世纪 90 年代中后期，以 YESS 内镜为代表的第三代脊柱内镜得到了迅速发展，它把脊柱内镜的光源、操作通道、观察镜子、冲水孔全部整合到一起，从而使脊柱内镜更加微创，也更加清晰，近 20 年来这种单孔单通道同轴的脊柱内镜占据了主流地位，在单纯椎间盘摘除及侧方狭窄减压方面体现出了巨大优势，取得了良好的效果。随着这种单孔单通道同轴脊柱内镜技术越来越被广泛应用，医师积累的经验也越来越丰富，技术水平也越来越高，越来越体会到了脊柱内镜技术的优势，这时有更多的医师已经不满足于脊柱内镜技术仅仅应用于椎间盘突出及侧方椎管狭窄的减压，他们希望能够应用脊柱内镜技术来完成更多复杂的脊柱手术操作，如脊柱融合手术、骨赘的切除减压，等等。而这时候，这种单孔单通道同轴的脊柱内镜就遇到了很多问题：灵活性受到限制、效率低下费时、器械容易损坏等。

我们在 2016 年时就开始思考这个问题，能否借鉴关节镜的理念，来设计一种新的脊柱内镜，通过增加工作通道和扩大工作通道的方式来增加脊柱内镜的灵活性，使用更加粗的器械，从而提高脊柱内镜的手术效率，减少器械的损坏，以节约成本。在这个理念指导下，我们和山东冠龙医疗用品有限公司一起设计了 V 形双通道脊柱内镜（V-shape bichannel endoscopy，VBE）系统。5 年间，在上海、广州等地的专家支持下，经过 10 余次的器械版本改进，多次的尸体模拟操作及临床验证，终于在 2020 年 6 月 18 日完成了最终的定型和命名，并于 2020 年 12 月，组织举办了第一期 VBE 腰椎融合技术研讨会暨操作班；2021 年 4 月，组织举办了脊柱内镜融合高峰论坛暨第二期 VBE 腰椎融合技术专题研讨会，线上、线下参会人数 6000 余人次；2021 年 4 月，应用 VBE 进行椎间孔成形的临床研究论文被 *Orthopaedic Surgery* 期刊接收；2021 年 4 月，应用于减压、椎间融合的临床研究以大会发言的形式亮相于第 20 届亚太微创脊柱外科学会年会，并被 2021 年国际腰椎研究协会年会接收为大会发言。VBE 技术目前已经在国内数十家医院得到了临床应用，获得了良好的效果，引起了广泛关注。

VBE 技术不同于现在的 UBE 技术，UBE 技术是利用关节镜操作的原理，采用两个切口，工作通道和内镜通道是分离的，像关节镜一样进行操作。而 VBE 技术是将工作通道和内镜通道整合在一起，是一个整体，呈现"V"字形，所以称之为 VBE。它只需一个切口，无须额外造腔，器械和内镜的位置是固定的，操作时容易辨认，不会迷失方向，所以它与 UBE 是完全不同的一种内镜，代表不同的操作理念，属于原创性的内镜系统。VBE 可以在水介质下操作，也可以在空气介质下操作，是世界上第一款可以同时在水介质和空气介质下操作的内镜系统，当把冲洗水关掉时，它就是一个显微内镜下椎间盘切除术（microendoscopic discectomy，MED），把冲洗水打开时，就是水介质的椎间孔镜，因此操作更加方便，医师适应性更强。

VBE 作为一种全新的脊柱内镜类型，在国内外众多专家的关心、支持下，将会得到更加广泛的应用，也会逐步得到改进和发展，它的作用和疗效也会得到更多的时间检验，我们期待 VBE 技术在不久的将来能够造福更多患者。

贺石生

同济大学附属第十人民医院骨科主任、教授

2021 年 8 月于上海

目 录

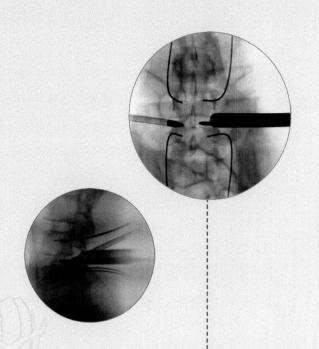

第1章

脊柱内镜概述

以小窥大别有洞天，脊柱内镜手术借助天然解剖间隙及自然孔道建立微创工作通道，对脊柱的骨与软组织结构破坏小，术后恢复快，被称为真正意义上的"脊柱微创手术"。经过数十年的发展，脊柱内镜技术越来越受到脊柱外科、疼痛科、神经外科、放射科等众多专科医师的关注。古人云："夫以铜为镜，可以正衣冠；以古为镜，可以知兴替；以人为镜，可以明得失。"以下对脊柱内镜技术的发展历程做一简要介绍，希望对读者有所帮助和启示。

第一节　单通道脊柱内镜技术的历史与发展

20 世纪 40 年代，Valls J 等就开始了腰椎后外侧入路的尝试，当时主要是利用穿刺套管对椎体组织进行穿刺活检。1964 年，Lyman Smith 首先报道了利用木瓜蛋白酶进行髓核化学溶解术，其在 X 线引导下通过腰椎后外侧入路对椎间盘进行穿刺，穿刺到位后注入木瓜蛋白酶使髓核组织溶解脱水，从而达到椎间盘间接减压的目的，以此用来治疗腰椎间盘突出症，开创了腰椎间盘病变微创治疗的先河。目前该术式因为其较多的不良反应已逐渐被淘汰，但通过后外侧入路进行腰椎疾病微创治疗的手术方法却不断得到发展和更新。

1973 年，Kambin 通过后外侧入路使用 Craig 通道在盲视下进行腰椎间盘经皮切吸手术，用以治疗包容型椎间盘突出，以达到椎管间接减压的目的。1975 年，日本学者 Hijikata 等介绍了另一种非直视下经皮后外侧入路髓核切除术，方法是用活检钳经后外侧入路进入椎间盘，在纤维环上钻孔、开窗，摘除部分髓核，降低椎间盘内压力，缓解对神经根及椎间盘周围痛觉感受器的刺激，从而达到治疗的目的。该技术避免了硬膜外静脉丛出血及术后继发纤维瘢痕的形成，同时因未破坏脊柱后方结构，保护了脊柱的稳定性，其术后并发症发生率较传统开放手术及化学溶解术均低。随后在 1983 年，Kambin 等进一步发展了此项技术，他们在 136 例腰椎间盘突出症患者中采用类似 Hijikata 的方法，在盲视下行椎间盘切吸，取得了 72% 的成功率，但由于当时所用的器械直径较粗，因而神经和血管损伤的发生率较高，并且对于 L_5/S_1 椎间盘的操作也较为困难。

同年，William Friedman 介绍了腰椎间盘经皮切吸术的直接外侧入路，但该入路肠管损伤发生比例较高。1985 年，Onik 设计了集切割、冲洗、抽吸为一体的经皮椎间盘自动切吸装置，由于使用了直径更细的器械，明显降低了神经、血管损伤等并发症的发生。同年，美国矫形外科学会正式将这一方法列为治疗腰椎间盘突出症的安全有效手段之一，使得该技术得到了很好的推广。

随着关节镜设备在关节外科的应用普及，Forst 和 Hausman 在 1983 年首先将关节镜设备引入脊柱外科，用于腰椎间盘手术。1988 年，Kambin 描述了突出髓核及纤维环组织在关节镜下的影像表现，并将这一术式称为关节镜下腰椎间盘突出微创切除术（arthroscopic microdiscectomy，AMD）。1989 年，Schreiber 等对退变髓核及纤维环破口进行靛蓝胭脂红染色，用于术中辨识。1990 年，Kambin 提出了椎间孔安全三角的概念，即以椎间孔出口神经根为斜边，下位椎体上终板为底边，硬膜囊或行走神经根为内侧边的三角形区域（图 1-1）。在安全三角概念提出之前，手术医师都使用较细的穿刺或操作工具，以防止医源性神经损伤；而正是因为安全三角概念的提出，使得手术医师对椎间孔解剖有了更深刻的理解，为引入更大直径的工作通道及开展更复杂的内镜手术打开了大门，也为脊柱内镜手术的发展提供了理论依据。

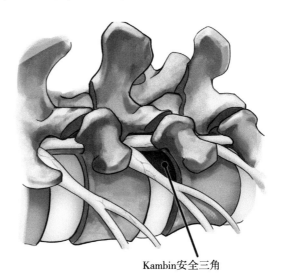

Kambin安全三角

图 1-1　Kambin 安全三角

1993 年，Mayer 等应用带有斜面角度的内镜观察纤维环撕裂。Mathews 和 Ditsworth 分别在 1996 年和 1998 年先后描述了椎间孔入路，这也开启了经椎间孔入路的脊柱内镜（transforaminal spinal endoscopy，TFSE）手术治疗腰椎间盘突出症的时代。该系统中手术器械可以在工作通道中灵活操作，在此之前，脊柱内镜和关节镜一样，需要两个通道进行观察和操作；而在此之后，脊柱内镜即成为完全脊柱内镜，所有的图像观察和镜下操作均在同一通道内完成，这样也避免了因为多个通道而造成更大的肌肉软组织损伤。1997 年，Anthony Yeung 教授设计了新一代刚性、广角、同轴的脊柱内镜系统（Yeung endoscopic spine system，YESS），经 Kambin 提出的安全三角进入椎间盘内进行减压，同时也发明了高频射频电极，这极大地提高了经椎间孔脊柱内镜下椎间盘摘除的精度和效率。2001 年，Knight 等尝试使用侧开口钬激光进行椎间孔成形，取得良好效果。2002 年，Yeung 和 Tsou 回顾性分析了 307 例行内镜下椎间盘切除术患者的疗效，发现与传统的开放手术疗效相似。同年，Tsou 和 Yeung 对 219 例接受经椎间孔内镜手术治疗的非包容型腰椎间盘突出症患者进行了至少 1 年的随访，他们得出经椎间孔内镜技术治疗非包容型腰椎间盘突出症是安全有效的，其临床成功率为 91.2%。2002 年，Thomas Hoogland 教授在 YESS 技术的基础上创造性地提出了经椎间孔椎管内直接行神经根松解和减压的 THESSYS（Thomas Hoogland endoscopic spine system）技术，得到微创脊柱外科领域学者的广泛认同。THESSYS 技术的核心是根据突出类型将工作通道偏背侧置于椎管内，直接对神经进行减压，而为了将工作通道完全置于椎管内，通常需要进行椎间孔成形。Hoogland 教授设计了不同型号的环锯，用于椎间孔扩大成形，以磨除上关节突的腹侧部分，后又设计了不同型号的安全骨钻。Schubert 和 Hoogland 在 2005 年报道了使用环锯进行椎间孔成形内镜下治疗游离型腰椎间盘突出症患者，治疗成功率达到 95.3%。同年，Ruetten 等引入全内镜的理念，报道了远外侧入路经椎间孔髓核摘除术。2006 年，Hoogland 等发表了一篇 280 例连续入组的腰椎间盘突出症患者接受内镜下腰椎间盘切除术或内镜下腰椎间盘切除术联合椎间盘内注射低剂量（1000U）木瓜凝乳蛋白酶的前瞻性随机对照研究，他们的结论是：采用后外侧入路内镜下椎间盘切除术治疗腰椎间盘突出症可以获得满意疗效；而在椎间盘内注射 1000U 木瓜凝乳蛋白酶后，患者满意度更高，并且该方法可应用于任何类型的腰椎间盘突出症，也包括 L_5/S_1 节段。同年，Ruetten 等报道了 331 例腰椎间盘突出症患者接受经椎板间隙入路内镜手术的 2 年随访结果，结果显示 82% 的患者腿痛缓解，13% 的患者偶有腿痛，其疗效与传统手术相似；但该手术方式减少了入路中及椎管内的损伤，减少了硬膜外瘢痕形成，椎间盘突出复发率为 2.4%，没有严重的手术相关并发症。作者认为在恰当的手术适应证情况下，椎板间入路治疗腰椎间盘突出症具有微创手术的优势，是传统手术有效、安全的替代方法，并且椎板间入路治疗腰椎间盘突出症也是对椎间孔入路的良好补充。同年，Choi 等也报道了使用椎板间入路内镜下手术治疗 65 例 L_5/S_1 椎间盘突出症患者的临床资料，所有患者随访 18 个月以上，他们的结果发现：末次随访时，腿痛 VAS 评分及腰椎 ODI 评分均较术前明显改善，90.8% 的患者疗效满意，平均住院时间为 12 小时，平均重返工作岗位时间为 6.79 周，所有患者中 2 例出现脑脊液漏，9 例患者术后出现短暂性麻木，1 例患者出现复发，2 例患者手术中转为开放手术，所有患者均无感染；他们得出结论：经皮内镜经椎板间入路是一种安全有效治疗 L_5/S_1 椎间盘突出症的方法，尤其适用于因为高髂嵴等解剖因素行经椎间孔入路较为困难的病例。2007 年，Lee 等对腰椎间盘突出合并移位的患者进行内镜手术治疗，根据突出椎间盘移位的方向与距离进行分类，得出腰椎间盘突出向下移位患者的内镜手术满意率为 91.8%，向上移位患者的内镜手术满意率为 88.9%，轻度移位患者的内镜手术满意率为 97.4%，高度移位患者行内镜手术治疗的满意率为 78.9%，高度移位患者必要时需要行开放手术的结论。Ruetten 等在 2007 年报道了 232 例腰椎间盘突出症患者，使用他们新开发的 4.2mm 工作通道内镜与相应的器械行全内镜下经椎间孔腰椎间盘切除术，他们发现微创内镜手术与开放手术疗效相当。

2000 年以后，随着国外内镜技术的蓬勃发展，脊柱内镜技术也得到了越来越多国内同仁的关注。2003 年 10 月 15 日，中国康复医学会脊柱脊髓损伤专业委员会微创脊柱外科学组正式成立，侯树勋教授任学组首任主任委员，池永龙、刘忠军、吕国华教授任副主任委员。国内脊柱微创领域也涌现出了以周跃教授、张西峰教授等为代表的众多专家，他们为推动脊柱内镜技术在我国的发展做出了很多开拓性工作。贺石生教授于 2010 年在国内较早开始规范化脊柱内镜技术的尸体操作培训，培养了众多脊柱微创专业人才，这也推动了脊柱内镜技术在国内的蓬勃发展。2010 年后，国内脊柱内镜的发展迎来了黄金 10 年。2015 年，由中国医疗保健国际交流促进会主办、上海市第十人民医院承办的第二届中国脊柱内镜学术大会盛况空前，注册参会人数近千人，很多参会学员席地而坐，只为了解最前沿的脊柱内镜技术（图 1-2）。近 10 年来，国人凭借聪明才智也提出了很多原创性观点或技术，如靶点技术、Beis 技术、简式技术、LiESS 技术、ULESS 技术及可视化技术等；也发明改进了很多内镜设备及工具，使得脊柱内镜从既往的单纯减压手术，逐步发展应用于减压融合手术等。

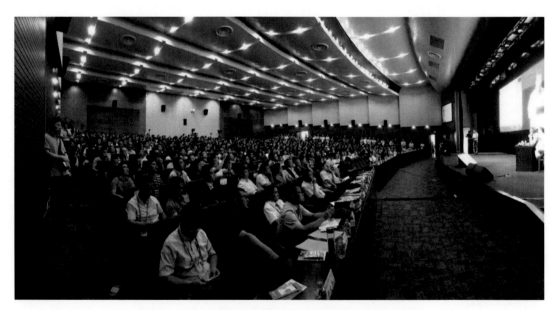

图 1-2　2015 年第二届中国脊柱内镜学术大会盛况空前

内镜下腰椎椎体间融合术最早是由 Leu 等在 1996 年报道的，但此后该技术并没有得到快速改进及推广。直到 2013 年，Jacquot 等才报道了57 例患者行全内镜下经椎间孔腰椎椎体间融合术（transforaminal lumbar interbody fusion，TLIF）的临床研究，57 例患者中术后出现症状性融合器移位需要行翻修手术的比例高达 22.8%，术后患者症状缓解不佳的比例也高达 14%，他们认为在出现确定性技术改进之前，不建议该技术在临床运用。后来随着内镜下腰椎间盘摘除技术及腰椎管减压技术的不断完善和临床疗效的不断提高，全内镜下腰椎椎体间融合技术重新获得了脊柱内镜医师的关注。Nagahama 等对 25 例腰椎退变性滑脱不稳的患者行经皮内镜下经椎间孔入路腰椎椎体间融合（percutaneous endoscopic transforaminal lumbar interbody fusion，PETLIF）手术，取得了满意疗效，他们认为 PETLIF 手术有效、可行，但同时也指出术者必须要有良好的手术技巧，开展单位需具备神经监护等医疗设备。Ahn 等在 2019 年对内镜下腰椎融合技术进行了综述，指出目前 PETLIF 手术的证据等级较低，但内镜下融合的概念和早期结果令人鼓舞，不过 PETLIF 手术存在潜在并发症发生率高、椎间隙处理及融合器置入困难、植骨材料来源有限及射线暴露多等诸多问题。

国内周跃教授团队在 2018 年发表了他们早期在全身麻醉神经监护下开展内镜下椎间融合的病例资料，共 7 例单节段腰椎病变患者行内镜下融合手术，所有患者均有 2 年以上随访资料，随访发现患者术后疼痛和功能均较术前明显改善，且所有患者均达到椎体间骨性融合；但文章中作者指出目前内镜下融合仍然是一种不成熟、技术要求高、适应证窄、潜在并发症发生率高的技术，并且由于操作空间较小，使得椎间隙处理及融合器置入困难，出口神经根损伤、融合器移位发生率高，同时还具有陡峭的学习曲线，需要丰富的内镜操作经验，此外，还面临植骨量有限及射线暴露多等问题。随后在 2020 年，周跃教授团队发表了更大样本量的内镜下融合的临床研究，文章回顾性分析了在 2018 年 4 月至 8 月间共 75 例患者接受 PETLIF 或微创经椎间孔腰椎椎体间融合术（minimally invasive transforaminal lumbar interbody fusion，MITLIF）的临床资料，其中 PETLIF 组 35 例，MITLIF 组 40 例，比较两组各临床指标后发现：PETLIF 组术后第 1 天血清肌酸激酶及术后第 3 天 C 反应蛋白较 MITLIF 组显著降低；PETLIF 组总失血量、术中出血量及术后引流量与 MITLIF 组相比明显减少；两组患者术后腰痛及下肢痛 VAS 评分、ODI 评分均有明显改善；PETLIF 组与 MITLIF 组的融合率无显著差异；他们得出两种术式的中、短期手术结果无显著差异；与 MITLIF 相比，PETLIF 在手术创伤、术后疼痛等方面具有优势；但是，PETLIF 的适应证相对有限，且学习曲线较为陡峭，需要严格选择适应证，并且未来需要更多高质量临床研究来进一步验证 PETLIF 的价值。

综上所述，目前内镜下融合仍存在一定的问题：首先该技术仍较为复杂，学习曲线长，神经损伤、融合器移位等潜在并发症发生率高，椎间隙处理及融合器的置入等操作不能达到真正意义上的完全可视化，还存在植骨材料来源有限、射线暴露多等问题。不过随着全内镜手术器械、植入物的不断研发改进及手术技术的不断完善提高，未来全内镜下腰椎椎体间融合术有望获得更高的手术安全性、更小的手术副损伤、更好的手术疗效及更高的椎间融合率。

第二节　显微内镜下椎间盘切除术的历史与发展

显微内镜下椎间盘切除术（microendoscopic discectomy，MED）是在 1997 年由 Foley 首先开展的。1999 年，美国枢法模公司在原 MED 系统的基础上研发推出了二代椎间盘镜系统（minimal exposure tubular retractor，METRx）。与初期的 MED 系统相比，二代 METRx 系统在图像、器械及可操作性上都有明显提升。MED 手术结合了传统后路椎板间隙开窗技术与内镜下微创技术的优点，通过逐级扩张通道来完成手术入路的建立，并在工作通道中完成过去只有通过开放手术才能完成的椎板开窗、小关节切除、神经根管减压及椎间盘切除等操作。

与传统腰椎间盘摘除术相比，该技术通过逐级扩张导管来建立手术入路，并在工作通道内完成所有手术操作。因此，该技术较传统手术具有切口小、椎旁肌肉损伤轻、手术出血少和术后恢复快等优点。由于摄像系统可以放大操作视野，从而术中能更准确地辨识解剖结构，保证更加精准地完成各种手术操作，有效避免了传统手术因视野清晰度差和操作欠精准而造成骨与软组织结构损伤大的缺点，较传统手术能最大限度保留脊柱后方结构的完整性，有效降低术后瘢痕粘连、脊柱不稳及邻椎病的发生率。

MED 不仅适用于腰椎间盘突出症患者的髓核摘除手术，对腰椎管狭窄症患者的椎管减压，特别是严重腰椎管狭窄的减压具有明显优势，运用单侧入路双侧减压技术不仅能完美完成椎管的减压，还能减少手术的创伤及出血量，最大限度保留脊柱的稳定性；对于合并脊柱不稳、滑脱的患者，MED 下行脊柱融合手术也十分成熟。当然，MED 也存在一定的问题。首先，MED 只能提供二维图像，并且 MED 是在空气介质下的经通道进行操作，与水介质相比，存在操作视野内因出血清晰度相对较差、手术中需要反复擦拭镜头等问题。手术过程中，肌肉等软组织容易进入通道内，清除这些肌肉软组织有时也比较费事，常是"边清除边进入"，这样也增加了手术时间和操作难度；并且 MED 要求手眼分离，也存在一定的学习曲线。

第三节　双通道脊柱内镜技术的历史与发展

目前临床上常用的单通道脊柱内镜系统是将灌注通道、光源及摄像等都整合在一个内镜中，具有视野清晰、创伤小等优势，但也有明显的局限性，就是视野通道和工作通道同轴，视野缺乏立体感，并且操作不够灵活、活动空间受到限制，在工作通道中通常只能容纳一种手术工具，无法使用多种手术器械进行配合来完成操作，这样就造成手术效率不高，开展复杂手术比较受限制。手术中有时也存在"看得到，取不到"的问题。因此，有学者就思考脊柱内镜手术能否像关节镜手术那样，可以在双通道甚至多通道下完成。这样操作就更加灵活，操作空间就更大，并且术者可以多个通道间互相配合，以满足更为复杂手术的要求。

其实回顾一下历史，关节镜辅助下的脊柱内镜手术就是最早的双通道内镜手术。Forst 和 Hausman 早在 1983 年就将关节镜设备引入脊柱外科，用于腰椎间盘手术。1988 年，Kambin 描述了突出髓核及纤维环组织在关节镜下的影像。20 世纪 90 年代，Kambin 等就开始尝试双通道技术辅助手术，当时的双通道技术为双侧双通道技术，棘突一侧为观察通道，另一侧为操作通道。De Antoni 等在 1996 年也报道了关节镜辅助下采用观察和操作两个独立的通道进行椎间盘切除术，这种方式极大提高了手术操作的灵活性和工作效率。2001 年，巴林 Abdul Gaffar 医师在美国骨科医师学会年会上报道了单侧双通道脊柱内镜（unilateral biportal endoscopy，UBE）技术，受到了与会学者的关注。2003 年，韩国神经外科医师 Jinhwa Eum 也在会议中报道了对 UBE 技术的研究。但在后来随着 MED 及 YESS、THESSYS 等单通道脊柱内镜技术的蓬勃发展和不断完善，双通道脊柱内镜技术似乎逐渐淡出了主流视线，只有少数医师还在坚持使用上述技术。

近年来，随着双通道脊柱内镜技术理论的发展，以及相关手术器械和技术的不断完善优化，双通道脊柱内镜手术又有逐渐复兴的态势。以 Dr. Eum 和 Dr. Son 为代表的韩国医师对双通道脊柱内镜技术的发展做出了巨大贡献，他们将 UBE 技术发展到既可以做椎板间入路，也可以做椎间孔入路，疾病涵盖了腰椎、颈椎和胸椎，并成立了专门的 UBE 学会，推动了该技术在世界范围内的发展。Soliman 在 2013 年报道了采用双通道灌注式内镜下椎间盘切除术（irrigation endoscopic discectomy，IED）微创治疗腰椎间盘突出症，术后 12 个月患者疗效满意率达到 95%；之后，他又将此技术用于腰椎管狭窄症患者的内镜下椎管减压，随访 28 个月，87% 的患者减压效果满意。Eum 等在 2016 年将经皮双通道内镜减压技术（percutaneous biportal endoscopic decompression，PBED）用于腰椎管狭窄的减压，发现该技术拥有良好的手术视野，可通过单侧椎板切开对椎管中央区和双侧侧隐窝区进行有效减压，与显微镜下减压技术相比，不仅避免了双侧切口，也减少了手术创伤。2017 年，Park JH 等首先报道了使用 UBE 技术进行颈椎间孔成形和颈椎间盘摘除。Heo 等也在同年报道了将 UBE 技术用于腰椎融合手术，69 例单节段腰椎病变的患者采用 UBE 技术行腰椎融合手术，所有患者术后疗效满意，并发症发生率为 7.2%，但研究者没有报道椎间融合率。2018 年，Kim 和 Choi 报道了 14 例患者采用 UBE 技术行腰椎融合术，所有患者取得良好疗效，作者同样未报道术后融合率。

2019 年，Heo 等将单通道、双通道脊柱内镜和显微镜微创技术治疗腰椎管狭窄症进行了对比研究，得出这 3 种术式均疗效显著，而单/双通道内镜组具有降低术后即刻疼痛的优点，是治疗腰椎中央椎管狭窄的有效方法，也是传统显微镜手术减压的有效替代方法的结论。2020 年，Park 等将 64 例腰椎管狭窄症的患者随机分成两组，分别行双通道或显微镜下单侧入路双侧减压手术，研究发现两组患者的手术时间、出血量、术后并发症及术后 1 年临床症状改善情况无显著差异，这表明双通道脊柱内镜与显微镜治疗腰椎管狭窄症临床结果相似。而另一项随机对照研究也表明，双通道脊柱内镜手术较通道辅助下显微镜下椎管减压治疗腰椎管狭窄症，对缩短手术时间及住院时间，减少术后引流及术后阿片类药物用量等方面有优势。

近年来，双通道脊柱内镜技术在国内也逐渐受到关注，并被临床医师用于脊柱退行性疾病的治疗。田大胜等采用 UBE 技术治疗 25 例腰椎间盘突出症及 26 例腰椎管狭窄症患者，发现所有患者疼痛及功能均较术前明显改善，末次随访时的优良率可达 96.1%，他们得出 UBE 技术具有视野清晰、操作空间大、手术器械要求相对简单且操作方便灵活等特点，用于治疗腰椎间盘突出症和腰椎椎管狭窄症的临床效果优良的结论。国内学者的 meta 分析对比了双通道脊柱内镜技术与传统显微镜微创技术，结果显示两组之间在手术时间、并发症发生率、背痛和腿痛 VAS 评分或 ODI 评分均无显著差异。

UBE 技术与传统开放手术相比，具有微创手术的优点，该技术丰富了脊柱微创治疗的手段，也是对单通道脊柱内镜手术的良好补充。UBE 技术采用水介质，较 MED 的手术视野更清晰，并且其操作灵活，移动范围广，传统器械可使用，椎板减压的效率也较高。UBE 技术辅助腰椎融合手术，术野清晰，减压更精细；手术中可将内镜深入椎间隙，在内镜监视下完成对椎间隙的处理；操作通道在置入融合器时，又可同时置入神经根拉钩，以保护神经根和硬膜囊，减少神经损伤的风险，操作更安全。另外，UBE 技术比较符合传统脊柱外科开放手术的理念和操作习惯，学习曲线相对友好；还有可以利用现成的手术器械且相对便宜，对只有关节镜设备的单位，也可尝试开展脊柱微创手术；目前也有文献指出 UBE 手术的透视次数少于经皮内镜腰椎间盘切除术（percutaneous endoscopic lumbar discectmoy，PELD），外科医师及患者受到的辐射剂量会更少。

UBE 手术也存在一定的问题：UBE 手术较单通道脊柱内镜手术对软

组织损伤干扰大，需要双切口；UBE 手术通常需要留置引流管；文献报道硬膜囊撕裂可达 13.2%，而 UBE 手术中一旦出现硬膜囊撕裂，可能意味着手术就无法完成；还有 UBE 手术的并发症也不容忽视，一项最新的研究结果显示，在 797 例患者中有 82 例（10.29%）出现术后并发症，发生率最高的为硬膜外血肿及减压不彻底（均为 18 例，2.26%），共有 35 例患者进行了 2 次或多次手术，56 例患者住院观察时间达 2 周以上；当然并发症的发生概率与学习曲线相关，前 50 例接受 UBE 手术的患者出现并发症的概率显著增高。另外，UBE 手术较单通道脊柱内镜手术对单纯腰椎间盘突出的髓核摘除并无明显优势。UBE 手术类似于传统椎板开窗手术，其骨质破坏较多，需要切除黄韧带，牵拉硬膜囊，术后出现粘连的风险也较大；并且 UBE 手术一般需要全身麻醉，通常需要椎管内和椎管外两个射频刀头，这些也增加了手术费用；对于脊柱后路手术后的翻修，UBE 手术也并无优势，侧路手术可能更合适。

UBE 手术由于推广时间较短，目前缺乏高质量的临床研究，特别是 UBE 辅助下行融合手术方面的文献较少，质量偏低，缺乏对并发症和融合率的分析，疗效也缺乏长时间的随访，故未来需要多中心、大样本、具有长期随访的临床研究及随机对照试验来进一步验证 UBE 手术在脊柱微创手术中的优势与缺陷。

（王传锋　严　宁　赵颖川　顾广飞）

参考文献

田大胜，刘建军，朱斌，等. 2020. 单边双通道内镜技术治疗腰椎间盘突出症和腰椎椎管狭窄症. 中华骨科杂志，40(17): 1155-1164.

Ahn Y, Youn MS, Heo DH. 2019. Endoscopic transforaminal lumbar interbody fusion: a comprehensive review. Expert Rev Med Devices, 16(5): 373-380.

Ao SX, Zheng WJ, Wu JL, et al. 2020. Comparison of preliminary clinical outcomes between percutaneous endoscopic and minimally invasive transforaminal lumbar interbody fusion for lumbar degenerative diseases in a tertiary hospital: Is percutaneous endoscopic procedure superior to MIS-TLIF? A prospective cohort study. Int J Surg, 76: 136-143.

Chen TW, Zhou GO Chen ZN, et al. 2020. Biportal endoscopic decompression vs. microscopic decompression for lumbar canal stenosis: A systematic review and meta-analysis. Exp Ther Med, 20(3): 2743-2751.

Choi G, Lee SH, Bhanot A, et al. 2007. Percutaneous endoscopic discectomy for extraforaminal lumbar disc herniations: extraforaminal targeted fragmentectomy technique using working channel endoscope. Spine (Phila Pa 1976), 32(2): e93-99.

Choi G, Lee SH, Lokhande P, et al. 2008. Percutaneous endoscopic approach for highly migrated intracanal disc herniations by foraminoplastic technique using rigid working channel endoscope. Spine (Phila Pa 1976), 33(15): e508-515.

Choi G, Lee SH, Raiturker PP, et al. 2006. Percutaneous endoscopic interlaminar discectomy for intracanalicular disc herniations at L_5-S_1 using a rigid working channel endoscope. Neurosurgery, 58(1 Suppl): ONS59-68.

De Antoni DJ, Claro ML, Poehling GG, et al. 1996. Translaminar lumbar epidural endoscopy: anatomy, technique, and indications. Arthroscopy, 12(3): 330-334.

Ditsworth DA. 1998. Endoscopic transforaminal lumbar discectomy and reconfiguration: a postero-lateral approach into the spinal canal. Surg Neurol, 49(6): 588-597; discussion 597-598.

Eun SS, Eum JH, Lee SH, et al. 2017. Biportal endoscopic lumbar decompression for lumbar disk herniation and spinal canal stenosis: A technical note. J Neurol Surg A Cent Eur Neurosurg, 78(4): 390-396.

Foley KT, Smith MM, Rampersaud YR. 1999. Microendoscopic approach to far-lateral lumbar disc herniation. Neurosurg Focus, 7(5): e5.

Forst R, Hausmann B. 1983. Nucleoscopy--a new examination technique. Arch Orthop Trauma Surg, 101(3): 219-221.

Friedman WA. 1983. Percutaneous discectomy: an alternative to chemonucleolysis. Neurosurgery, 13(5): 542-547.

Heo DH, Lee DC, Park CK. 2019. Comparative analysis of three types of minimally invasive decompressive surgery for lumbar central stenosis: biportal endoscopy, uniportal endoscopy, and microsurgery. Neurosurg Focus, 46(5): e9.

Heo DH, Son SK, Eum JH, et al. 2017. Fully endoscopic lumbar interbody fusion using a percutaneous unilateral biportal endoscopic technique: technical note and preliminary clinical results. Neurosurg Focus, 43(2): e8.

Hijikata S, Yamagishi M, Nakayma T. 1975. Percutaneous discectomy: a new treatment method for lumbar disc herniation. J Todenhosp, 5: 5-13.

Hoogland T, Schubert M, Miklitz B, et al. 2006. Transforaminal posterolateral endoscopic discectomy with or without the combination of a low-dose chymopapain: a prospective randomized study in 280 consecutive cases. Spine (Phila Pa 1976), 31(24): e890-e897.

Hwa Eum J, Hwa Heo D, Son SK, et al. 2016. Percutaneous biportal endoscopic decompression for lumbar spinal stenosis: a technical note and preliminary clinical results. J Neurosurg Spine, 24(4): 602-607.

Jacquot F, Gastambide D. 2013. Percutaneous endoscopic transforaminal lumbar interbody fusion: is it worth it. Int Orthop, 37(8): 1507-1510.

Kambin P, Casey K, O'Brien E, et al. 1996. Transforaminal arthroscopic decompression of lateral recess stenosis. J Neurosurg, 84(3): 462-467.

Kambin P, Gellman H. 1983. Percutaneous lateral discectomy of the lumbar spine: a preliminary report. clin Orthop Relat Res, 174: 127-132.

Kambin P, Nixon JE, Chait A, et al. 1988. Annular protrusion: pathophysiology and roentgenographic appearance. Spine (Phila Pa 1976). 13(6): 671-675.

Kambin P, Schaffer JL. 1989. Percutaneous lumbar discectomy. Review of 100 patients and current practice. Clin Orthop Relat Res, (238): 24-34.

Kambin P. 1990. Arthroscopic Microdiscectomy: Minimal Intervention Spinal Surgery. Baltimore, MD: Urban & Schwarzenburg.

Kang T, Park SY, Kang CH, et al. 2019. Is biportal technique/endoscopic spinal surgery satisfactory for lumbar spinal stenosis patients?: A prospective randomized comparative study. Medicine (Baltimore), 98(18): e15451.

Kim JE, Choi DJ. 2018. Biportal endoscopic transforaminal lumbar interbody fusion with arthroscopy. Clin Orthop Surg, 10(2): 248-252.

Kim W, Kim SK, Kang SS, et al. 2020. Pooled analysis of unsuccessful percutaneous biportal endoscopic surgery outcomes from a multi-institutional retrospective cohort of 797 cases. Acta Neurochir (Wien), 162(2): 279-287.

Knight MT, Ellison DR, Goswami A, et al. 2001. Review of safety in endoscopic laser foraminoplasty for the management of back pain. J Clin Laser Med Surg, 19(3): 147-157.

Komp M, Hahn P, Oezdemir S, et al. 2015. Bilateral spinal decompression of lumbar central stenosis with the full endoscopic interlaminar versus microsurgical laminotomy technique: a prospective, randomized, controlled study. Pain Physician, 18(1): 61-70.

Lee HG, Kang MS, Kim SY, et al. 2020. Dural injury in unilateral biportal endoscopic spinal surgery. Global Spine J, 2192568220941446.

Lee S, Kim SK, Lee SH, et al. 2007. Percutaneous endoscopic lumbar discectomy for migrated disc herniation: classification of disc migration and surgical approaches. Eur Spine J, 16(3): 431-437.

Leu HF, Hauser RK, Schreiber A. 1997. Lumbar percutaneous endoscopic interbody fusion. Clin Orthop Relat Res, (337): 58-63.

Leu HF, Hauser RK. 1996. Percutaneous endoscopic lumbar spine fusion. Neurosurg Clin N Am, 7(1): 107-117.

Li ZZ, Hou SX, Shang WL, et al. 2017. Modified percutaneous lumbar foraminoplasty and percutaneous endoscopic lumbar discectomy: Instrument design, technique notes, and 5 years follow-up. Pain Physician, 20(1): e85-e98.

Li ZZ, Hou SX, Shang WL, et al. 2016. Percutaneous lumbar foraminoplasty and percutaneous endoscopic lumbar decompression for lateral recess stenosis through transforaminal approach: Technique notes and 2 years follow-up. Clin Neurol Neurosurg, 143: 90-94.

Mathews HH. 1996. Transforaminal endoscopic microdiscectomy. Neurosurg Clin N Am, 7(1): 59-63.

Mayer HM, Brock M. 1993. Percutaneous endoscopic lumbar discectomy (PELD). Neurosurg Rev, 16(2): 115-120.

Nagahama K, Ito M, Abe Y, et al. 2019. Early clinical results of percutaneous endoscopic transforaminal lumbar interbody fusion: A new modified technique for treating degenerative lumbar spondylolisthesis. Spine Surg Relat Res, 3(4): 327-334.

Onik G, Helms CA, Ginsberg L, et al. 1985. Percutaneous lumbar diskectomy using a new aspiration probe: porcine and cadaver model. Radiology, 155(1): 251-252.

Park JH, Jun SG, Jung JT, et al. 2017. Posterior percutaneous endoscopic cervical foraminotomy and diskectomy with unilateral biportal endoscopy. Orthopedics, 40(5): e779-e783.

Park MK, Park SA, Son SK, et al. 2019. Clinical and radiological outcomes of unilateral biportal endoscopic lumbar interbody fusion (ULIF)compared with conventional posterior lumbar interbody fusion (PLIF): 1-year follow-up. Neurosurg Rev, 42(3): 753-761.

Park SM, Park J, Jang HS, et al. 2020. Biportal endoscopic versus microscopic lumbar decompressive laminectomy in patients with spinal stenosis: a randomized controlled trial. Spine J, 20(2): 156-165.

Ruetten S, Komp M, Godolias G. 2006. A new full-endoscopic technique for the interlaminar operation of lumbar disc herniations using 6-mm endoscopes: prospective 2-year results of 331 patients. Minim Invasive Neurosurg, 49(2): 80-87.

Ruetten S, Komp M, Godolias G. 2005. An extreme lateral access for the surgery of lumbar disc herniations inside the spinal canal using the full-endoscopic uniportal transforaminal approach-technique and prospective results of 463 patients. Spine (Phila Pa 1976), 30(22): 2570-2578.

Ruetten S, Komp M, Merk H, et al. 2008. Full-endoscopic interlaminar and transforaminal lumbar discectomy versus conventional microsurgical technique: a prospective, randomized, controlled study. Spine (Phila Pa 1976), 33(9): 931-939.

Ruetten S, Komp M, Merk H, et al. 2007. Use of newly developed instruments and endoscopes: full-endoscopic resection of lumbar disc herniations via the interlaminar and lateral transforaminal approach. J Neurosurg Spine, 6(6): 521-530.

Schreiber A, Suezawa Y, Leu H. 1989. Does percutaneous nucleotomy with discoscopy replace conventional discectomy? Eight years of experience and results in treatment of herniated lumbar disc. Clin Orthop Relat Res, (238): 35-42.

Schubert M, Hoogland T. 2005. Endoscopic transforaminal nucleotomy with foraminoplasty for lumbar disk herniation. Oper Orthop Traumatol, 17(6): 641-661.

Smith L. 1964. Enzyme dissolution of the nucleus pulposus in humans. JAMA, 187: 137-140.

Soliman HM. 2015. Irrigation endoscopic decompressive laminotomy. A new endoscopic approach for spinal stenosis decompression. Spine J, 15(10): 2282-2289.

Soliman HM. 2013. Irrigation endoscopic discectomy: a novel percutaneous approach for lumbar disc prolapse. Eur Spine J, 22(5): 1037-1044.

Tsou PM, Yeung AT. 2002. Transforaminal endoscopic decompression for radiculopathy secondary to intracanal noncontained lumbar disc herniations: outcome and technique. Spine J, 2(1): 41-48.

Wu JL, Liu H, Ao SX, et al. 2018. Percutaneous endoscopic lumbar interbody fusion: technical note and preliminary clinical experience with 2-year follow-up. Biomed Res Int, 2018: 5806037.

Yeung AT, Tsou PM. 2002. Posterolateral endoscopic excision for lumbar disc herniation: surgical technique, outcome, and complications in 307 consecutive cases. Spine (Phila Pa 1976), 27(7): 722-731.

Yeung AT. 1999. Minimally invasive disc surgery with the Yeung Endoscopic spine system (YESS). Surg Technol Int, 8: 267-277.

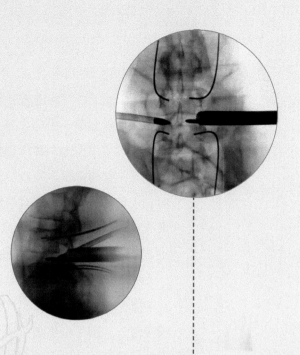

第2章

V形双通道脊柱内镜系统的设计原理

从 20 世纪 70 年代起，随着光学、电子学、成像技术的发展，关节镜技术得到了巨大的进步，并在关节外科得到了良好的应用。由于关节腔存在自然间隙，内部没有重要的神经和血管，手术操作比较安全，因此关节镜技术作为一种微创技术，其应用和推广也相对容易。相对于关节而言，脊柱部位本身没有充足的自然腔隙，且椎管内的脊髓和马尾神经非常容易受到损伤，对于操作的精细程度要求非常高，一旦损伤将带来严重后果，因此脊柱内镜的技术应用落后于关节镜技术。直到 20 世纪 80 年代初期，才开始有医师尝试将内镜技术应用于脊柱外科。

关节镜、腹腔镜和胸腔镜等技术，都是采用多孔多通道技术，可以在需要的部位增加切口，建立多个工作通道，这样器械和内镜之间可以相互配合，操作也更加方便。在 20 世纪 80 年代初期，外科医师也尝试借鉴关节镜技术，采用左右两侧两个通道的技术来观察和摘除椎间盘，1983 年 Forst 和 Hausmann 就发表了在改良关节镜下直接观察椎间盘组织的论文，他们通过在脊柱的一侧插入关节镜观察，另外一侧插入手术器械来摘除椎间盘。但在早期的这些尝试中，术中观察及操作均显得十分困难，术后难以达到满意疗效，并且即使在反复频繁的 X 线透视监视下，依然存在较高的神经损伤风险。之后，仍有一些学者尝试双通道的脊柱内镜技术，比如在 1996 年，阿根廷的 Antoni 医师报道了使用关节镜系统和器械施行的脊柱后方单侧双通道脊柱内镜技术。

脊柱内镜真正跨时代的进步发生在 20 世纪 90 年代后期。为了减少手术的创伤，Yeung 设计了 YESS 脊柱内镜系统，它通过将摄像、灌洗、光源和器械通道全部整合在一起，形成了目前最常用的单孔单通道同轴脊柱内镜系统。单孔单通道同轴脊柱内镜系统的最大优点就是创伤很小，在非自然腔道下采用这种内镜系统进行手术具有很好的优势。内镜系统本身可提供深部的照明和清晰的视野，并放大术区解剖结构。而由于缺乏像关节腔那样的自然腔隙，脊柱内镜需要在置入的工作套管内工作，以避免周围软组织遮挡。应用于胸腰椎的脊柱内镜镜头往往具有一定角度，可提供与术野相倾斜的视野。近 20 年来，一些重要的操作技术如椎间孔成形技术、盘外减压技术、可视化环锯技术等得到了良好的应用，同时椎间孔镜下操作工具也得到了很大的改进，这些都有力地推动了椎间孔镜技术的进步，使得以 Yeung 提出的 YESS 技术和 Hoogland 提出的 TESSYS 技术为代表的单孔单通道同轴脊柱内镜技术获得了巨大成功，在全世界范围内得到了广泛应用。经椎间孔入路手术的优势在于可保护后方的韧带和骨骼，术后腰椎失稳、关节突增生和椎间隙狭窄的发生率较低；又不会因为影响硬膜外血管系统，导致慢性神经缺血和纤维化；传统开放性髓核摘除术常造成硬膜外瘢痕形成，其中 10% 以上的患者有临床症状，而椎间孔镜术后发生硬膜外瘢痕的概率较小，因此也降低了相关并发症的发生。目前的单孔单通道同轴脊柱内镜技术在椎间盘摘除、侧方椎管狭窄处理方面得到了良好应用，长期随访研究也证实了它的确切疗效。

单孔单通道同轴脊柱内镜技术创伤小、疗效好、恢复快，受到了广大医师和患者的欢迎。随着脊柱内镜技术的进步和脊柱微创外科医师技术水平的提高，越来越多的医师已经不再局限于把脊柱内镜技术仅仅应用在椎间盘摘除、侧方椎管狭窄的处理，他们希望能够扩展脊柱内镜技术的适应证，通过内镜技术来进行诸如较严重的椎管狭窄、脊柱融合等复杂的脊柱手术，或者说通过脊柱内镜的相关技术和工具来完成常规脊柱外科手术。由于目前的脊柱内镜技术是以最大限度追求微创性为目标，因此在初始设计时为了最大限度地达到微创性，它的器械十分纤细，工作通道直径也比较小，由于脊柱内镜工作通道直径多为 6.9mm（YESS 脊柱内镜系统）或 8mm（Vertebris 脊柱内镜系统），在同轴单通道中进行操作，其手术视野受限，器械的活动范围较小；因此如果将其应用于处理较复杂脊柱疾病时，就出现了工作范围受限、器械容易损坏、效率低下及操作时间过长等问题。脊柱外科手术技术是不断发展的，但手术的目标是不变的，即最大限度提高疗效和降低缺陷，所有的技术和工具的研发改进都是围绕这一目标进行。

V 形双通道脊柱内镜系统（V-shape bichannel endoscopy，VBE）的工作套管（图 2-1）由上、下两个通道组成，一个为内镜通道，另一个为工作通道，两个通道略呈一定角度在前端内聚，侧面观呈 "V" 形，因此命名为 V 形双通道脊柱内镜系统。VBE 的两个通道之间可以相互配合，同时又只需要一个手术切口，因此兼容了关节镜、腹腔镜等多孔内镜和现有单孔单通道同轴脊柱内镜的优势，兼具损伤微小和操作方便的特点。此外，由于 VBE 工作套管的上、下两个工作通道的直径可以根据手术需要进行设计、定制，因此该工作套管既可以配合常规脊柱内镜使用，也可以使用 VBE 专用的细直径内镜以用于背侧更大空间的操作，如镜下融合、背侧减压手术等（图 2-2，图 2-3）。由于具备两个通道，VBE 可通过在内镜通道的内镜全程监视下，通过工作通道完成所有手术操作步骤，因此实现了全程（full time）、实时（real time）的可视化操作。VBE 设计的初衷就是期望弥补单孔单通道同轴脊柱内镜系统在处理复杂脊柱疾病时存在的不足，增加内镜操作的灵活性，提高效率，降低成本，以扩大脊柱内镜手术的适应证，使之在复杂脊柱手术操作时更加简便和快捷。

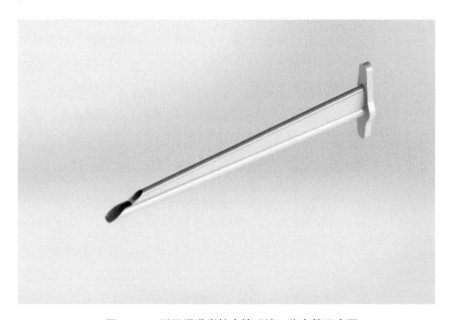

图 2-1　V 形双通道脊柱内镜系统工作套管示意图

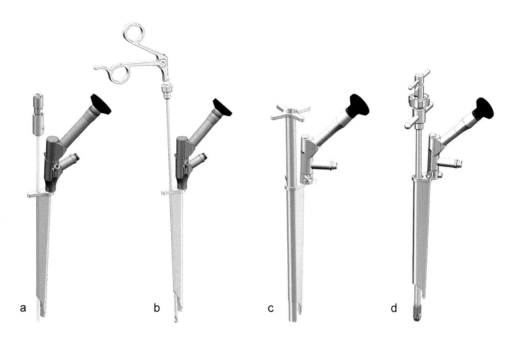

图 2-2　V 形双通道脊柱内镜系统两个通道间的配合示意图

a、b. VBE 减压通道下，主通道使用常规内镜，副通道使用镜下磨钻和镜下髓核钳等；c、d. VBE 融合通道下，副通道使用定制内镜，主通道使用镜下环锯、融合器把持器等

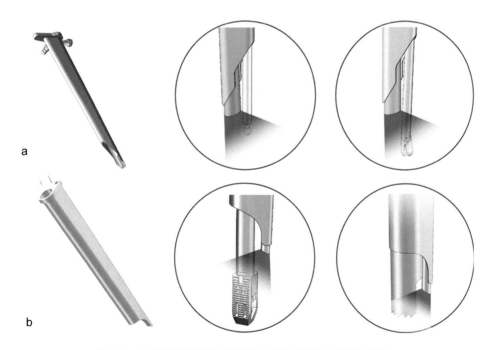

图 2-3　V 形双通道脊柱内镜系统两个通道的视野示意图

a. 减压通道下，主通道使用常规内镜，可观察经副通道使用磨钻、髓核钳等器械操作；b. 融合通道下，副通道使用定制内镜，可观察经主通道使用环锯、融合器置入等操作

第一节　V形双通道脊柱内镜系统的设计要点

设计 V 形双通道脊柱内镜系统的主要出发点有以下几个方面。

1. 由于目前的单孔单通道同轴脊柱内镜只有一个工作通道，所有的操作都必须在这个通道中进行，需要同时移动内镜及工作套管进行操作，因而限制了器械的操作范围，灵活性不够，有时候超出通道边缘一点点的地方，手术器械就很难达到和处理，增加了操作难度。为了增加它的灵活性，V 形双通道脊柱内镜系统希望像关节镜和腹腔镜技术一样，能够增加工作通道，这样就能够增加手术器械的工作范围，器械和内镜之间也可以相互配合，增加脊柱内镜的灵活性和观察范围。

2. 现有的脊柱内镜由于工作通道直径较小，所以器械也十分纤细和昂贵，因此工作效率比较低下，也容易损坏，特别是在处理骨性病灶和复杂病灶时，损坏概率很高，增加了手术成本。所以在设计 V 形双通道脊柱内镜时，希望能够把常规的脊柱手术器械应用到内镜当中去，这样就会提高手术效率，减少手术时间，降低手术工具的损坏概率，同时手术工具成本也更低，从而降低手术损耗带来的整体成本。

3. 在内镜下行椎间融合时，往往需要置入融合器，为了使融合器能够顺利置入，避免神经损伤，确保安全，需要对融合器置入过程进行全程监视，实现全程可视化，目前的单通道脊柱内镜系统难以达到要求，而通过增加一个工作通道，在两个通道下，一个通道进行实时内镜监视，另一个工作通道置入融合器，这样就能够达到全程、实时的可视化，从而保证手术安全性，避免神经损伤的发生。

4. 对于困难和复杂病例，如椎间盘突出伴钙化、椎体后缘骨赘等，采用 V 形双通道和镜下加长的常规尺寸的手术器械处理病灶，可以明显增加手术效率，取得更好的疗效。

5. V 形双通道脊柱内镜系统主要在水介质下进行工作，如果把水吸干，它也可以成为一个空气介质的内镜，像椎间盘镜一样操作，所以VBE 和椎间盘镜也是可以兼容的，因而具有独特的优势。VBE 系统是世界首款单孔双通道非同轴脊柱内镜系统，也是世界首款分别可以在空气介质和水介质下使用的脊柱内镜系统。

6. V 形双通道脊柱内镜系统和现有的单通道脊柱内镜系统是兼容的，所有单通道脊柱内镜系统的器械和设备都可以在 VBE 中使用，V 形双通道脊柱内镜系统是单通道脊柱内镜系统的一个补充和发展。VBE 拓展了脊柱内镜的适应证，在简单的脊柱疾病手术中，单通道内镜系统就完全能够满足需要，取得良好的效果，而在更复杂的脊柱疾病手术，当单通道脊柱内镜系统遇到困难时，V 形双通道脊柱内镜系统能够起到良好的作用。

第二节　V 形双通道脊柱内镜系统的组成

一、V 形双通道

两个工作通道呈 "V" 形组合成一个整体，形成工作套管。之所以设计成 V 形，是为了避免内镜和手术工具在尾端产生互相碰撞，影响手术操作。VBE 的工作套管自带水循环系统，包括冲水孔和出水孔。工作套管的上、下两个通道可以根据需要做成不同的直径大小，方便在术中根据需要便捷地更换不同用途的 V 形双通道工作套管。目前最为常用的是以下几种。

1. 减压工作套管　是 6.5mm 内径大通道和 3.8mm 内径小通道的组合。减压工作套管又分为两种：Ⅰ 型 VBE 减压工作套管（图 2-4）是内径 3.8mm 小通道在上方，内径 6.5mm 大通道在下方的组合，这种 V 形双通道在 6.5mm 的大通道中使用常规的椎间孔内镜进行观察，在 3.8mm 的小通道中使用磨钻、小环锯和器械，可以用于一些复杂患者的椎间孔成形。Ⅱ 型 VBE 减压工作套管（图 2-5）是内径 6.5mm 的大通道在上方，内径 3.8mm 小通道在下方的组合，这种 V 形双通道在内径 3.8mm 小通道中使用 VBE 专门的细直径内镜进行观察，在内径 6.5mm 的大通道中进行操作和减压，可以用于髓核摘除、椎间孔成形、骨块和异物的摘除等。在这种 V 形双通道中，由于工作通道的直径较大，可以使用直径较粗的器械，因此减压和摘除病变的效率更高，器械的损坏程度也更低。

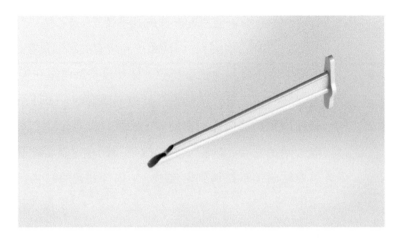

图 2-4　Ⅰ型 VBE 减压工作套管

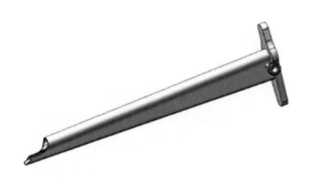

图 2-5　Ⅱ型 VBE 减压工作套管

　　2. 融合工作套管（图 2-6）　最常用的是内径 13.1mm 的工作通道在上方、内径 3.8mm 的内镜通道在下方的组合，这种 V 形双通道在内径 3.8mm 小通道中使用 VBE 专门的细直径内镜进行观察，在内径 13.1mm 的大通道中进行减压、椎间盘摘除和置入融合器等操作。由于工作通道直径大，常规的脊柱外科手术器械均可以在大通道中使用，使得工作效率大大提高。

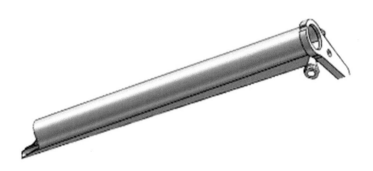

图 2-6　VBE 融合工作套管

二、脊柱内镜

　　V 形双通道脊柱内镜系统配套有两把脊柱内镜，即目前最常用的外径 6.3mm 的单孔单通道脊柱内镜（图 2-7）和专门为该系统设计的外径 3.6mm 的细直径脊柱内镜（图 2-8），两把内镜可以交替使用。而专门设计的细直径脊柱内镜，由于其和工作通道是非同轴的，因此内镜和手术工具之间的相对位置是可以改变的，从而增加了视野观察的范围和观察的便捷性。V 形双通道脊柱内镜系统的设计理念就是在上、下两个不同通道内，内镜和器械都可以交替使用，互相配合，这样可以明显增加脊柱内镜的灵活性，尤其便于在复杂脊柱疾病的内镜手术治疗中应用。此外，除了专门的细直径脊柱内镜之外，双通道脊柱内镜系统也兼容目前市面上大多数单孔单通道椎间孔镜厂家的内镜设备和器械，因此降低了该套设备的成本。

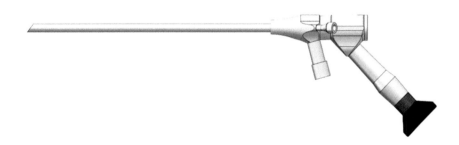

图 2-7　外径 6.3mm 的单孔单通道脊柱内镜

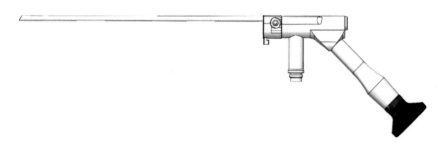

图 2-8　外径 3.6mm 的细直径脊柱内镜

三、环锯的使用

　　Ｖ形双通道脊柱内镜系统设计有专门配套的系列环锯，用于在镜下融合时安全切除关节突关节的骨块。配套的环锯有普通环锯（图 2-9）、带内螺纹的取骨环锯（图 2-10）、能够收紧的带内螺纹取骨环锯（图 2-11）及半环锯（图 2-12）。环锯带有刻度，可以在内镜监视下观察环锯的深度，以避免环锯过深而损伤神经，从而保证手术的安全。普通环锯比较薄且锋利，带内螺纹的环锯是特别设计用于取出锯断骨块的，使用时先用普通环锯锯到需要的安全位置，摇摆晃动环锯，把骨块摇松或摇断，然后再用带内螺纹的环锯锯入，如果顺利的话，通过内螺纹可以把锯下来的骨块一起完整地带出来，如果取不出来，则用可以收紧的带内螺纹取骨环锯锯入，然后收紧环锯，一般的骨块均可以取出。如果此时锯下来的骨块还是取不出来，则说明骨块较小，可以用髓核钳在内镜监视下取出来。有些患者的关节突关节（往往是下位椎体的上关节突）距离椎体后缘十分近，为了避免损伤上位神经根，普通环锯和带内螺纹的环锯都不能锯得太深，此时锯下来的骨块取出后还会遗留部分上关节突，可以在直视下用半环锯锯断后取出，锯的时候半环锯的锯齿侧在尾端，可以保护上位神经根不受损伤。当然，如果还是担心半环锯会造成损伤，也可以在直视下用枪钳切除关节突骨质。

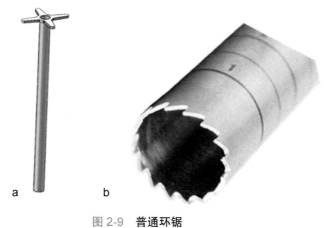

a   b

图 2-9　普通环锯

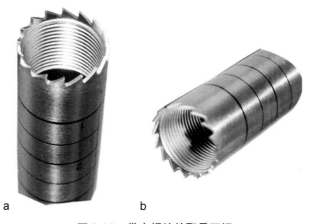

a   b

图 2-10　带内螺纹的取骨环锯

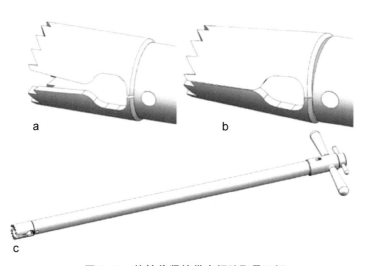

a   b

c

图 2-11　能够收紧的带内螺纹取骨环锯

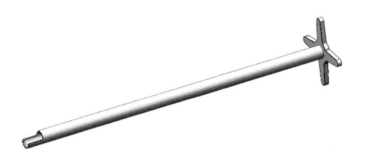

图 2-12　半环锯

四、加长的配套手术器械

　　在进行内镜下融合手术时，常规手术使用的枪钳、髓核钳、椎间隙处理器械包括撑开器、铰刀、刮刀都能在Ⅴ形双通道中使用，只是需要将上述器械做加长处理，在远端和近端都标有刻度，避免进入椎间隙过深，损伤周围的重要组织以保证安全（图 2-13，图 2-14）。目前的椎间孔镜器械直径比较纤细，工作效率低，处理骨块和椎间隙需要花费很长时间，而且难以处理满意。另外，由于器械比较纤细，而且又比较昂贵，非常容易损坏，处理一些骨性结构时更为困难，而Ⅴ形双通道能够实现使用常规直径的脊柱外科手术器械，而且器械在通道中操作也更加灵活，所以手术效率高，椎间隙能够处理满意，骨性结构的处理和切除也更加方便，器械更不容易损坏，扩大了手术适应证，同时降低了手术成本。

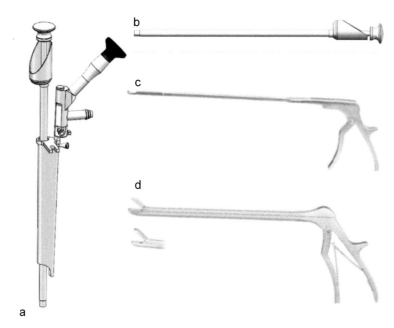

图 2-13 VBE 常规手术器械示意图

a.镜下植骨；b.植骨漏斗；c.枪钳；d.髓核钳

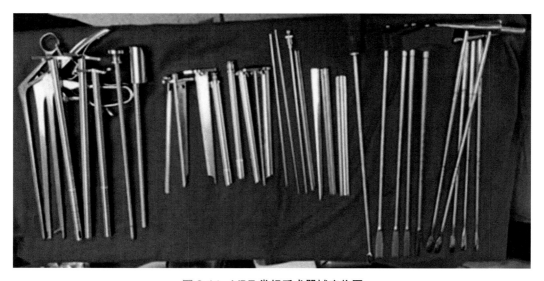

图 2-14 VBE 常规手术器械实物图

五、配套水堵

在双通道的工作通道中设计有配套的水堵，它可以起到调节工作通道内径大小的作用，同时可以调节水循环，通过在工作通道中插入不同厚度、不同形状的水堵（图 2-15），可以把工作通道孔径调节成需要的大小和位置，水堵有大空心水堵、中央孔水堵和偏心孔水堵，大空心水堵主要用于调节水循环，可以使通道前端背侧封闭，形成较为封闭的腔隙，从而增加视野的清晰度，由于中间孔大，可用常规器械；中央孔水堵主要用来缩小通道的直径，减少水循环的空间，增加视野清晰度；偏心孔水堵在缩小通道直径和减少水循环空间的同时，可以让磨钻和其他操作工具更靠近通道边缘操作，增加灵活性。

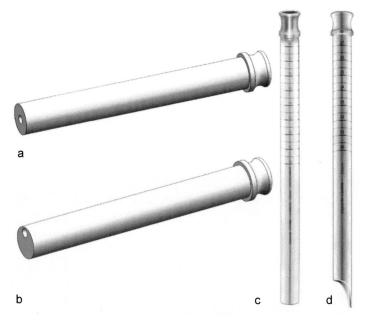

图 2-15　VBE 各种配套水堵
a. 中央孔水堵；b. 偏心孔水堵；c. 中空水堵（平口）；d. 中空水堵（斜口）

六、融合器的选择

镜下使用的融合器可以选择固定尺寸融合器和可撑开的融合器，由于受到通道尺寸的限制，目前采用较多的是可撑开融合器，可撑开融合器原始高度较小，一般只需要放入 9 ～ 10mm 高度的融合器，然后撑开 3 ～ 5mm，最终可以达到 12 ～ 14mm 的高度，能够满足绝大多数患者椎间融合需要的高度（图 2-16）。可撑开的融合器目前有钛合金的，也有金属加 PEEK 材料的，还有不少新型可撑开融合器在研发中。固定尺寸融合器原始尺寸比较大，当融合器高度达到 12～14mm 时置入往往比较困难，需要较大直径的通道或特殊工具，目前也有在临床应用，但往往需要将硬膜囊适当牵开，如果不在实时内镜监视下操作，存在神经损伤的风险。

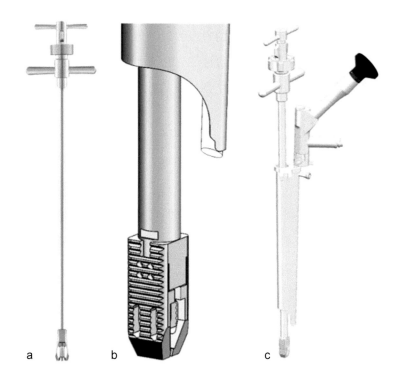

图 2-16　VBE 下使用的可撑开融合器
a. 融合器把持器；b. 可撑开融合器；c. VBE 下融合器置入过程

七、植骨材料及生物因子

要达到满意的椎间融合，需要满足以下几个条件，即良好的椎间隙及终板处理、足够的植骨材料（尤其以自体骨为佳）；如果在自体骨量不足以填充椎间隙的时候，就需要采用异体骨或者人工骨，必要时还可以采用促进骨形成的因子，比如骨形态发生蛋白（bone morphogenetic protein，BMP），目前也有 3D 打印的融合器，无须植骨，新生骨可以通过微孔长入。对于镜下融合来说，由于微创情况下切除骨质较少，自体骨材料有可能不够，需要补充足够的同种异体骨，必要时还可以加用 BMP 等成骨因子以促进融合。

第三节　椎间孔成形与置入工作套管

经皮脊柱内镜经椎间孔入路椎间盘摘除术成功的关键在于能将工作套管准确地放置到突出的髓核位置。Kambin 安全三角是工作套管到达病变部位之前需经过的安全区域，最早由 Kambin 提出，其外侧缘为出口神经根，底边为下位椎体上终板，内侧高为硬膜囊和走行根。置入内镜套管较为安全的区域为安全三角的内侧，因此，椎间孔区安全区域的大小对选择合适直径的器械十分重要。Mirkovic 等学者通过对 $L_2 \sim S_1$ 椎间孔解剖和测量安全三角大小及可置入的最大工作套管直径展开研究，发现套管头端内移可置入粗直径（7.5mm）的工作套管。Wimmer 等学者通过尸体解剖发现，$L_{1/2} \sim L_{3/4}$ 节段套管的最大安全直径可达 8mm，而在 $L_{4/5}$ 和 L_5/S_1 节段，仅为 7mm。此外，考虑到下腰椎退变较上腰椎更明显，往往需选用更小直径的工作套管。因此，退变引起关节突关节增生、黄韧带肥厚等均将进一步限制安全工作区的大小。椎间孔上部主要被出口神经根占据，椎间孔下部是工作套管通过的部位；椎间孔窗口较窄，穿刺的路径空间有限，仅能摘除移位较轻的椎间盘突出。此外，高度上、下移位型椎间盘突出的难点在于建立合适的工作通道，但有时会被正常结构所阻挡。因此，手术节段的椎间孔成形术可通过扩大椎间孔来解决这一棘手问题。对单孔单通道脊柱内镜系统来讲，安全骨钻对关节突部位的成形较为安全，但椎间孔扩大成形的程度有限；而环锯虽可对关节突做较大程度成形，但在盲视操作下有损伤神经的风险，并且需要反复透视确认，增加了医患双方的 X 线辐射。

Kambin 三角内没有重要的血管或神经，因此是相对安全的手术空间。此三角可用于经皮椎间孔后外侧入路的硬膜外穿刺、诊断性造影，以及椎间盘切除和内镜下腰椎间融合术。由于 30° 内镜系统进入椎间孔，往往需要切除部分关节突关节才能实现对行走根的合适可视化。Kambin 最早描述的三角空间没有第四个边"上、下关节突"，因此 Kambin 三角是二维的三角结构。Andrew 等加上"上、下关节突"后，"Kambin 三角"成为三维立体结构，命名为"Kambin 棱柱（Kambin's prism）"。

Kambin 棱柱的概念对内镜下行腰椎椎间融合术有重要的解剖指导意义。Fanous 学者根据新定义的 Kambin 棱柱和手术磨除关节突骨质程度，提出新的分型方法：Ⅰ型通道有 3 个路径，包括Ⅰa、Ⅰb 和Ⅰc。Ⅰa 路径的手术路线平行于椎间盘，用于经皮穿刺、造影、内镜下椎间盘切除术及椎间盘电热治疗。Ⅰb 路径指向尾侧，用于经椎间孔椎间盘微创切除术或硬膜外注射类固醇，该路径是经 Kambin 棱柱手术最常用、最标准的入路。Ⅰc 路径与Ⅰb 路径类似，在矢状平面上指向尾侧，轴状面上其轨迹较平，指向关节突，可用于内镜下椎间孔成形术或内镜下上、下关节突切除术。该入路的优点是磨除背侧的部分上、下关节突后可以安全地进入椎管。Ⅱ型通道，磨除上位椎体下关节突外侧面和下位椎体上关节突前外侧面，扩大椎间孔区。Ⅲ型通道，完整磨除关节突、峡部及一侧椎板，扩大椎间孔区。在上述分型中，Ⅰ型通道的Ⅰc 路径和Ⅱ型通道主要用于内镜下行腰椎椎间融合术。

第四节　V 形双通道脊柱内镜系统和传统单通道脊柱内镜系统的比较

传统单通道同轴脊柱内镜系统突出了微创性特征，手术创伤非常小，但在突出其微创性的同时，牺牲了灵活性及效率，器械也更加精细，增加了成本和损坏率。而 V 形双通道脊柱内镜系统增加了内镜手术操作的灵活性，可以使用常规器械，降低了成本和损坏率，但其手术切口的微创性略差于单轴的脊柱内镜。

V 形双通道脊柱内镜系统是单轴脊柱内镜系统的一个补充和发展，拓展了脊柱内镜的适应证。简单的脊柱疾病手术，比如单纯椎间盘摘除及侧方椎管狭窄患者的手术，单轴的内镜系统就完全能够满足需要，而且能够取得良好的效果和更小的创伤；而对更复杂的脊柱疾病手术和操作，比如椎间融合等操作时，单通道脊柱内镜系统操作比较困难，而 V 形双通道脊柱内镜系统能够起到良好的作用。V 形双通道脊柱内镜系统和现有的单通道脊柱内镜系统都是兼容的，所有单通道脊柱内镜系统的器械和设备都可以在 V 形双通道脊柱内镜系统中使用。

第五节　V 形双通道脊柱内镜下融合
与单通道内镜辅助下融合的比较

　　常规单通道内镜辅助下腰椎融合手术体现了融合手术的微创优越性。Wang 等在 2016 年通过对 10 例腰椎患者行椎间孔镜下减压、椎间融合及经皮椎弓根螺钉内固定技术并随访 1 年，认为该技术可缩短平均住院时间至 2 日内，并加速患者术后康复。该团队在完成 100 例内镜辅助下融合手术后，随访过程中发现 2 例椎间融合器移位、1 例终板骨折，1 例骨髓炎发生。此外，作者指出，由于内镜和工具的直径小，在关节突切除、椎间处理、植骨等步骤的操作上需要花费较长时间，效率较低。

　　目前，基于常规单孔单通道同轴内镜的基础上，将内镜工作通道直径增大，使其成为宽通道同轴内镜，配合更大直径的手术器械，已成为单通道内镜辅助下融合的主流。但是，仍然受限于内镜工作通道的直径，无法从尾端经内镜通道放入和常规开放手术直径相同的器械如终板铰刀、融合器试模等，并且也无法直接经内镜通道放入融合器，使得这些步骤需要退出内镜，换用大的工作套管，在盲视下依靠术者的经验和反复透视来完成，因此也存在神经损伤风险及辐射剂量增加的不足。

　　相比较而言，V 形双通道脊柱内镜系统因其独立的内镜通道和工作通道，下方的内镜和工作通道可以相互分离，不需要因为工作通道直径变化而专门定制内镜，只需要单纯将工作套管上方的工作通道直径做大，即可放入和开放手术直径一样的器械进行手术操作，并且手术操作的所有步骤包括：椎间隙处理、置入试模、椎间植骨、置入融合器，都可以在下方内镜的全程、实时监视下完成，因此非常安全高效，同时显著降低透视次数。因而，可以真正称之为"内镜下"融合而非"内镜辅助下"融合。

第六节　V 形双通道脊柱内镜技术
和单侧双孔双通道内镜技术的比较

　　单侧双孔双通道内镜（unilateral biportal endoscopy，UBE）技术属于

腰椎后路单侧独立双孔双通道内镜技术。在腰椎后路手术的解剖基础上，在症状侧单侧采用两个完全独立的通道，一个是内镜通道，另一个是器械操作通道，类似于关节镜手术操作的方法实现可视化手术操作（双孔技术），而 VBE 技术则是椎间孔镜技术的继承与扩展（单孔双通道技术）。UBE 操作器械虽然不受尺寸的限制，也可应用于镜下减压、融合等操作，但 UBE 操作中放置两个通道需要经过结合丰富的关节镜技术和脊柱外科技术经验的学习曲线，本质上仍属后路椎板间隙入路的操作，且对于部分脊柱外科专科医师来说需要一定的学习曲线，而 VBE 的椎间孔路径穿刺技术对多数脊柱微创医师来说没有增加穿刺的难度。

Eum 等认为 UBE 技术对外科医师来说更像脊柱显微镜技术，可以通过单侧入路实现双侧减压，比单纯大通道下减压技术具有更小的手术切口。Choi 等通过对显微镜下减压技术、侧路椎间孔镜技术、后路椎间孔镜技术、UBE 技术等 4 种针对腰椎间盘突出症的微创技术进行肌酸磷酸激酶和 C 反应蛋白变化分析，发现侧路椎间孔镜技术属于最微创的技术。由此可以说明作为侧路经椎间孔入路内镜技术直接传承的 VBE 技术在脊柱微创方面同样具有优势。

在镜下融合方面，UBE 技术更接近于后路减压椎间植骨融合术（posterior lumbar interbody fusion，PLIF）融合，而 VBE 技术更接近于全内镜下经椎间孔腰椎椎体间融合术（transforaminal lumbar interbody fusion，TLIF），因此在手术适应证方面，前者在中央椎管狭窄的处理方面具有优势，后者在侧方为主的椎管狭窄及无须广泛打开椎管减压（如腰椎不稳、腰椎滑脱）的病例具有优势，并且由于避免了后方入路对硬膜囊、神经根的直接骚扰，理论上来说，可以降低术后即刻因出血刺激硬膜囊导致的术后疼痛及术后远期因硬膜囊、神经根粘连导致的腰椎术后顽固性腰痛的发生。

综上所述，与现有的脊柱内镜系统相比较，VBE 系统的作用如下：①拓展了脊柱内镜的手术适应证，特别是在复杂脊柱手术中的应用；②常规直径手术器械的使用降低了手术器械损坏的概率和成本；③内镜全程、实时监视下应用常规手术器械进行操作，既增加了手术的安全性又提高了手术效率。

（贺石生　黎庆初　程　亮　史　升）

参考文献

Ahn Y. 2014. Percutaneous endoscopic decompression for lumbar spinal stenosis. Expert Rev Med Devices, 11(6): 605-616.

Choi KC, Shim HK, Hwang JS, et al. 2018. Comparison of surgical invasiveness between microdiscectomy and 3 different endoscopic discectomy techniques for lumbar disc herniation. World Neurosurg, 116: e750-e758.

De Antoni DJ, Claro ML, Poehling GG, et al. 1996. Translaminar lumbar epidural endoscopy: anatomy, technique, and indications. Arthroscopy, 12(3): 330-334.

Fanous AA, Tumialan LM, Wang MY. 2019. Kambin's triangle: definition and new classification schema. J Neurosurg Spine: 1-9.

Forst R, Hausmann B. 1983. Nucleoscopy--a new examination technique. Arch Orthop Trauma Surg, 101(3): 219-221.

Hwa Eum J, Hwa Heo D, Son SK, et al. 2016. Percutaneous biportal endoscopic decompression for lumbar spinal stenosis: a technical note and preliminary clinical results. J Neurosurg Spine, 24(4): 602-607.

Kim MJ, Lee SH, Jung ES, et al. 2007. Targeted percutaneous transforaminal endoscopic diskectomy in 295 patients: comparison with results of microscopic diskectomy. Surg Neurol, 68(6): 623-631.

Kitahama Y, Sairyo K, Dezawa A. 2013. Percutaneous endoscopic transforaminal approach to decompress the lateral recess in an elderly patient with spinal canal stenosis, herniated nucleus pulposus and pulmonary comorbidities. Asian J Endosc Surg, 6(2): 130-133.

Kolcun JPG, Brusko GD, Basil GW, et al. 2019. Endoscopic transforaminal lumbar interbody fusion without general anesthesia: operative and clinical outcomes in 100 consecutive patients with a minimum 1-year follow-up. Neurosurg Focus, 46(4): e14.

Lewandrowski KU. 2014. "Outside-in" technique, clinical results, and indications with transforaminal lumbar endoscopic surgery: a retrospective study on 220 patients on applied radiographic classification of foraminal spinal stenosis. Int J Spine Surg, 8: 26.

Mirkovic SR, Schwartz DG, Glazier KD. 1995. Anatomic considerations in lumbar posterolateral percutaneous procedures. Spine (Phila Pa 1976), 20(18): 1965-1971.

Osman SG. 2012. Endoscopic transforaminal decompression, interbody fusion, and percutaneous pedicle screw implantation of the lumbar spine: A case series report. Int J Spine Surg, 6: 157-166.

Wang MY, Grossman J. 2016. Endoscopic minimally invasive transforaminal interbody fusion without general anesthesia: initial clinical experience with 1-year follow-up. Neurosurg Focus, 40(2): e13.

Wimmer C, Maurer H. 2000. Anatomic consideration for lumbar percutaneous interbody fusion. Clin Orthop Relat Res, (379): 236-241.

Yeung AT. 1999. Minimally invasive disc surgery with the Yeung Endoscopic Spine System (YESS). Surg Technol Int, 8: 267-277.

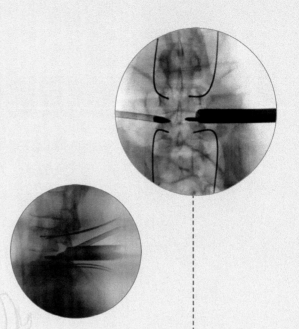

第3章

V形双通道脊柱内镜系统手术临床应用解剖

第一节　腰骶椎的大体解剖

脊柱腰骶段位于整个脊柱的下端，包括腰椎和骶椎，同时具备负重和运动功能。正常人体有 5 个腰椎，每个腰椎由椎体和后方的附件组成。椎弓、椎板与椎体后缘围成椎孔，上、下椎孔相连形成椎管，容纳脊髓和神经结构。两个椎体之间及第 5 腰椎和骶骨之间以椎间盘相连接。骶骨由 5 个骶椎在生长发育过程中融合而成，除与第 5 腰椎形成腰骶关节外，还与两侧的髂骨形成骶髂关节，传递躯干的重力至下肢，此外，还通过韧带与尾骨相连接。

一、腰骶椎骨性结构

（一）椎体

腰椎的椎体较大，下方椎体的矢状径和横径大于上方椎体。每一个椎体的横径均大于矢状径，在横断面上呈椭圆形或肾形。椎体前缘高度由上而下递增，后缘高度递减，从而形成腰椎生理性前凸。

（二）椎弓根

由椎体向后外延伸，其上下分别存在上切迹和下切迹，构成椎间孔的上、下壁，其中上切迹较小，其矢状径自第 1 腰椎向下逐渐变小，下切迹较大，上、下椎节之间矢状径差别不大。根据上切迹矢状径的大小，可大致估计侧隐窝的宽窄。

（三）椎板

腰椎的椎板较厚，略向后下倾斜。若椎板厚度超过 8mm，可视为增厚。两侧椎板会合成的夹角为 83°～90°，角度越小，则越有可能导致椎管狭窄。

（四）关节突

上关节突自椎弓根发出，关节面朝向后内；下关节突自椎弓根与椎板结合处发出，关节面朝向前外。上、下关节突之间通过峡部相连。关节突关节面多呈矢状位，向下逐渐变为斜位，至第 5 腰椎几乎呈冠状位。上关节突的增生内聚或下关节突的向前滑移，均可导致椎管狭窄。

（五）横突

由椎弓根与椎板会合处向外突出，第 5 腰椎横突由椎弓根与椎体连接处发出，第 3 腰椎横突最长。上关节突后缘的卵圆形隆起称为乳突，而横突根部的后下侧的小结节称为副突。

（六）棘突

腰椎的棘突相对较短，呈水平位，略向下倾斜。其上有韧带、肌肉组织附着，对维持脊柱后方的稳定具有重要作用。皮下脂肪比较薄的患者，术前可以通过体表触摸棘突尖部来定位腰椎节段。

（七）椎管

椎体及后方附件的骨性结构围成椎孔，上、下椎孔相连形成椎管，容纳脊髓和神经结构。椎管可分为中央椎管和侧椎管，中央椎管为硬膜囊占据的部位，侧椎管为神经根管通道的外侧部分。在下腰椎，侧椎管结构被称为侧隐窝，其前面为椎体后缘，后面为上关节突前下与椎弓根和椎板连接处，外侧为椎弓根的内面，内侧入口相当于上关节突前缘（图 3-1）。侧隐窝狭窄继发神经受压是引起腰腿痛的原因之一。

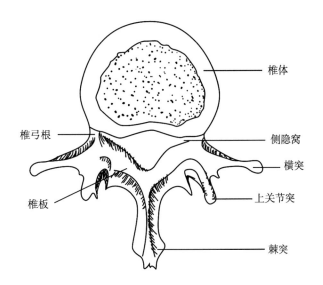

图 3-1　**腰骶椎骨性结构**

二、椎骨之间的连接

（一）椎间盘

椎间盘是连接两个椎体之间的结构，由上下软骨板、纤维环和中间的髓核共同构成，生理状态下的椎间盘富有弹性，在参与脊柱运动功能的同时可以减轻和缓冲外力对脊柱、脊髓的震荡（图3-2）。而由外部因素及自身退变导致的椎间盘损伤及退变，被认为是脊柱退行性疾病的始动因素。

1.上、下软骨板　为透明软骨覆盖于椎体上、下表面的软骨面，又称终板。有半透膜作用，水分及营养物质可通过其渗透至无血液供应的髓核及纤维环内层。如果终板出现裂口，髓核疝入椎体，则形成施莫尔结节（Schmorl nodules）。

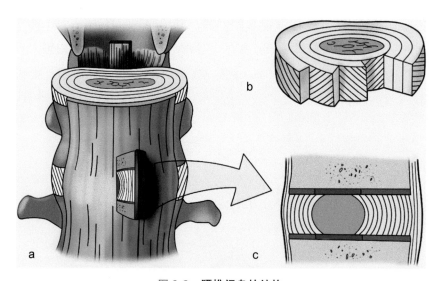

图 3-2　腰椎间盘的结构

a. 腰椎间盘的正面观；b. 包绕髓核的环状纤维环；c. 上下终板、纤维环和髓核

2.纤维环　为呈同心圆排列的纤维组织，与上、下软骨板和前后纵韧带紧密相连，具有抗旋转及抗扭曲功能。各层纤维的方向彼此交错、斜形走行（约30°），最内层纤维与髓核的细胞间基质相融合，无明显界线。生理状态下，纤维环内1/3无血管及神经末梢分布，若因外伤、退变等因素导致内层纤维环撕裂，则可能导致血管增生、神经末梢长入，

此为盘源性疼痛的病理基础。

3. 髓核 为富有弹性的胶冻状物质，由软骨细胞、蛋白多糖、硫酸软骨素和水等构成，含水量 85% 左右。随着年龄增长，其含水量递减，椎间盘的弹性也随之降低，因外伤或退变因素，可出现纤维环破裂、髓核突出或脱出，导致神经受压症状。

（二）韧带

1. 前纵韧带 是人体中最长而又坚韧的韧带，位于椎体前面。可分为 3 层，浅层纤维跨越 3～5 个椎体，中层跨越 2～3 个椎体，而深层纤维跨越椎间盘。将上、下椎体和椎间盘紧密地连接在一起。其主要功能是限制脊柱的过度后伸。

2. 后纵韧带 位于椎体后面，宽窄不齐，不能完全遮盖椎体和椎间盘的后部。浅层纤维可跨越 3～4 个椎体，深层纤维为齿状，与上、下椎体相连，其间常有裂隙供椎体静脉穿过。其主要功能是限制脊柱的过度前屈。

3. 棘上韧带和棘间韧带 分别为棘突尖部和棘突之间的韧带连接，棘间韧带前方与黄韧带移行，后方与棘上韧带移行。其主要功能是限制脊柱的过度前屈。

4. 横突间韧带 位于上、下横突之间，分为内、外侧两部，内侧部作腱弓排列保护脊神经后支及血管。在上腰椎横突间隙外侧部发育不良，为薄的筋膜层；在下两个腰椎横突间隙，参与构成髂腰韧带；在 L_5～S_1 间，为髂腰韧带的腰骶部。

5. 黄韧带 由黄色弹性纤维组织构成，外形为扁平状，位于上、下椎板之间，从上往下依次增厚。上方起自上位椎板下缘前面，向外至同一椎节的下关节突根部，直至横突根部；下方止于下位椎板上缘后面及上关节突前上缘的关节囊。其主要参与构成椎管后壁及后外侧壁，限制脊柱过度前屈及维持骨的正常对位。因外力或退变因素，黄韧带可发生增厚、弹性降低，继发椎管狭窄，从而导致神经受压症状。

（三）关节突关节

相邻的上、下关节突构成关节突关节，包括关节面、关节囊及滑膜组织。腰椎关节突关节的方向多呈斜向的矢状位，可产生屈伸和侧屈运动，在下腰椎，尤其是 L_5/S_1 或腰椎骶化时，关节突关节的方向可几乎呈冠状位，其与相应节段退变可能有一定相关性。

三、腰骶段脊髓、神经分布

（一）脊髓

脊髓的下方存在腰膨大，一般位于 T_{10} ～ L_1 水平，其下方逐渐呈圆锥形，尖端伸出一细长条索状物，称为终丝。腰、骶、尾部的前后根自脊髓发出后，围绕终丝在椎管内向下行走一段较长距离，再通过相应的椎间孔发出，在椎管内的这段称为马尾。一般在成人，脊髓圆锥大致位于 L_1 椎体水平，再往远端是马尾神经。

（二）脊神经

脊神经根由前根和后根组成，由软脊膜、蛛网膜、硬脊膜包绕，向椎间孔发出，形成脊神经。前根又称为腹侧根，其神经纤维来自脊髓腹侧前角细胞，主要支配末梢肌肉，控制调节运动；后根又称为背侧根，沿脊髓的后外侧沟排列，主要为感觉传入纤维，其一级神经元位于神经节。前、后根会合成脊神经，从椎间孔发出。

1. 脊神经前支　主要分布至躯干及下肢的肌肉，并参与组成腰、骶神经丛。

2. 脊神经后支　以感觉纤维为主，进一步分为内侧支和外侧支，主要分布于关节囊、皮肤等感受器。

3. 交通支　是连于脊神经与交感干之间的细支，其中由脊神经至交感干的称为白交通支，由交感干至脊神经的称为灰交通支。

4. 脊膜支　脊神经刚发出后即有一个分支发出并经椎间孔返回椎管内，支配脊膜、韧带及其他椎管内组织，称为脊膜支，也称为返支。脊膜支内除含有来自脊神经节的感觉纤维外，还含有与邻近交感神经节相连的纤维，两者合称为窦椎神经（图 3-3）。分布于脊膜、后纵韧带、椎间盘、血管等组织。椎间盘病变刺激窦椎神经，则有可能导致腰背痛。

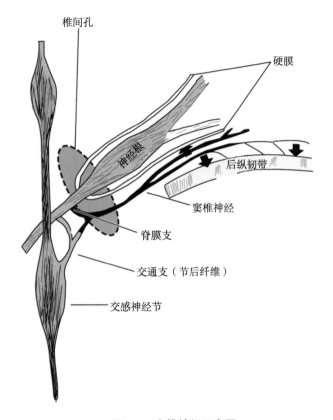

图 3-3　**窦椎神经示意图**

四、腰骶段血管分布

（一）节段血管

腰椎节段动脉从腹主动脉发出，沿椎体侧壁对称排列，主要供应腰椎、椎旁肌和腹膜后的肌肉，有对应的静脉伴行。但节段静脉存在较多变异，很少成对排列，位置相对不恒定，左侧静脉出现率远高于右侧，回流血液多通过左侧节段静脉注入下腔静脉。

（二）节段血管分支

节段动脉主干一般成对分布，从腹主动脉发出后沿椎体中央向后走行，在椎间孔前外侧缘附近发出 3 个主要分支：横突前支、背侧支、脊支（图 3-4）。其中横突前支较为粗大，沿横突前缘走行。背侧支向后穿行，沿椎板峡部绕行，向上下营养腰椎关节突，并发出分支营养后方肌肉、韧带等软组织。脊支进入椎间孔，分为3支，第一支向前供应椎体后部，第二支向后供应椎板、黄韧带等，第三支与神经根并行进入，并沿神经根前后支走行直至近端。供应神经根的动脉不仅来自外侧远端，由脊髓前后动脉网发出的分支亦沿神经根分支走行向远端。近端与远端神经根动脉共同构成神经根营养动脉系统。

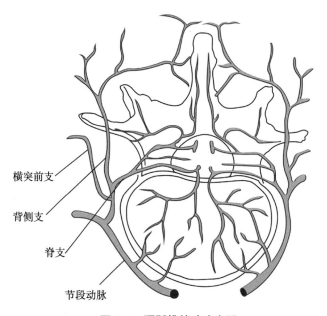

横突前支

背侧支

脊支

节段动脉

图 3-4　腰骶椎的动脉支配

　　供应腰骶椎的静脉系统由椎外静脉丛和椎管内静脉丛构成。椎外静脉丛包绕在椎体外侧周围，主要来自两侧的腰升静脉，根据其与椎体的位置关系又分为椎前静脉丛和椎后静脉丛，它们通过椎间孔和骨纤维通道与节段静脉和椎内静脉丛相交通。椎管内静脉丛位于椎间孔骨性结构的内侧，包裹在疏松脂肪组织内。主要分为3组：椎管内后静脉、椎管内前静脉和根静脉（图3-5）。根静脉为节段静脉，分别走行于两侧椎弓根的上下，经椎间孔穿出。椎管内静脉丛的特点是无静脉瓣。

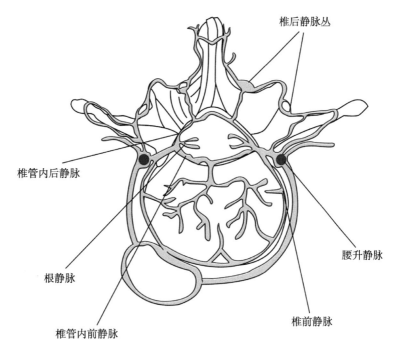

图 3-5　**腰骶椎的静脉分布**

第二节　V 形双通道脊柱内镜手术入路相关解剖

20 世纪 90 年代中后期，第一套真正意义上的同轴脊柱内镜系统（Yeung endoscopic spine system，YESS）诞生，其主要是以介入技术为基础，在透视引导下完成穿刺、置管进入椎间盘内。2002 年，Hoogland 发明了 THESSYS（Thomas Hoogland endoscopy spine system），将通道更为偏背侧进行放置，以使通道直接经过椎间孔到达椎管内，对致压物进行直接减压，该技术称为"THESSYS 技术"。由于背侧存在关节突的阻挡，因此常需对关节突进行部分切除，使椎间孔扩大，才能完成置管。可以认为，THESSYS 技术的核心是通过切除部分关节突，使通道更偏背侧放置，直接到达椎管内进行操作。这一技术使得经椎间孔入路的脊柱内镜手术的适应证扩大。

然而，从脊柱外科医师的视角来说，THESSYS 技术也还是存在许多不足。首先，在穿刺置管过程中，需要依赖 X 线反复透视才能到达靶点，使患者及手术者均长时间暴露在射线辐射下；其次，椎间孔扩大成形（关节突切除）的效率较低，并且由于关节突外侧为斜面，操作时容易滑向腹侧，使成形困难；同时，在关节突成形过程中，无论是使用环锯还是骨钻，都是在 X 线透视下盲视操作，因此存在神经损伤的风险。上述原因导致该技术的学习曲线陡峭，尤其对于习惯了外科思维的脊柱外科医师来说，在学习的早期比较难于掌握。

基于上述问题，VBE 系统应运而生。它是依据外科化的手术思维，利用脊柱内镜遵循由表及里、逐层进入的外科手术原则，到达手术部位。不必通过反复透视追求精准穿刺，也不必通过逐级环锯或磨钻盲视下切（磨）除关节突骨质，而只需要将工作套管引导到上关节突腹外侧面，然后在下方通道内镜的全程监视下完成关节突切除，继而进入椎管内进行操作。因此，VBE 系统的核心优势可以归纳为：更为稳定的背侧操作、更高效的关节突切除及后续操作、更安全的全可视化操作。

因此，无论是 VBE 内镜下椎间盘摘除术还是 VBE 镜下融合术，其手术入路主要涉及椎间孔、关节突及安全三角等相关解剖结构，现分述如下。

一、腰椎间孔解剖

腰椎间孔是腰椎侧方在上、下相邻椎体之间形成的骨性孔道，是神经根自硬膜囊发出后斜行穿过的通道。椎间孔区的解剖结构复杂，在此区域操作时容易损伤神经和血管等结构，造成医源性损伤的并发症。因此，对于经过此入路的 VBE 手术来说，术者必须熟练掌握椎间孔区域的解剖结构及可能的变异情况，才能够顺利完成手术并避免相关并发症的发生。

（一）椎间孔的大体形态

文献对腰椎间孔的边界和形态的描述不完全一致，一般认为腰椎间孔的上、下壁分别由上位椎弓根下切迹、下位椎弓根上切迹围成，前壁由相邻椎体后外侧、椎间盘的后部及后纵韧带构成，后壁是关节突关节的关节囊及覆盖关节突关节前方的黄韧带，椎间孔内侧朝向椎管，外侧有一层结缔组织，腰神经、窦椎神经、腰动脉分支、静脉、淋巴管、脂肪组织通过外口进出椎间孔。

国人腰椎间孔平均高度为 13 ～ 16mm，平均宽度为 7 ～ 9mm，平均面积为 83 ～ 103mm^2。其中 L$_{2/3}$ 椎间孔最大，高度和宽度的变化趋势

均是从 $L_{1/2} \sim L_{2/3}$ 增大，从 $L_{2/3} \sim L_5/S_1$ 逐渐减小。一般来说，在椎间盘和关节突关节正常时，呈椭圆形的椎间孔显著多于肾形椎间孔；而在椎间盘和（或）关节突关节异常时，呈肾形或耳状形的椎间孔则显著多于椭圆形椎间孔。椎间孔的大小随着年龄增长、退变加剧而逐渐减小，相较于前后径，上下径随年龄改变的程度更加明显。由于椎间孔的前后壁分别存在椎间盘和关节突关节这样两个可活动的结构，因此在脊柱屈伸运动过程中，椎间孔的大小可以发生变化。总的来说，在屈曲状态时，椎间孔面积相应增大，在过伸状态时，椎间孔面积相应减小。

（二）腰椎间孔的韧带

1969 年，Colub 首次通过解剖研究腰椎间孔，发现椎间孔内存在韧带结构，但由于其分布无明确规律，作者认为这些韧带为椎间孔内的异常组织结构。随着对椎间孔内韧带组织研究的深入，发现椎间孔韧带是椎间孔内的正常解剖结构。腰椎间孔的内、外两侧及腰椎间孔内部均存在韧带。椎间孔韧带无肌肉附着，腰部上位椎间孔的韧带较下部椎间孔的韧带更清晰，形态圆而厚实。以通过上、下椎弓根内侧缘的垂直连线和通过上、下椎弓根外侧缘的垂直连线为界，可以将椎间孔分为 3 个区，由内向外分别为入口区、中央区和出口区。椎间孔韧带在这 3 个区域都有分布，分别称为内侧韧带、孔内韧带和外侧韧带。

1. 内侧韧带　呈放射状包绕固定神经根，包括前侧后纵韧带外侧伸展部、后侧黄韧带的外侧延伸部和位于椎间孔下方并连接椎间盘后外壁和上关节突前面的韧带等。上述韧带在不同方向上将神经根相对固定在椎间孔周围结构上，具有一定的张力，使神经根在椎间孔内具有相对固定的位置，从而起到保护作用。

2. 孔内韧带　主要包括放射状韧带和黄韧带向椎间孔的延伸部。前侧韧带从椎弓根的根部发出，止于椎间盘上方的相同椎体的下边界，韧带与椎体构成的孔隙有动脉分支和脊神经返支穿过；经椎间孔上韧带与椎弓根后缘和横突根部之间形成前上裂孔其间有节段动脉的较大分支穿过；另外一类韧带，起自上关节突前上，止于上位椎体后外侧壁，上方有脊神经穿出椎间孔。

3. 外侧韧带　包括横孔上韧带和横孔下韧带。横孔上韧带位于椎间孔出口区上部，横过椎弓下切迹，起自峡部外缘，止于同一节段椎体外下缘、椎间盘纤维环及后纵韧带外侧；横孔下韧带有时是 2 条或 2 条相合形成一个水平面的 Y 形，起于横突根部上缘与上关节突交界处、上关节突前缘骨面，止于下位椎体或椎间盘及纤维环后纵韧带外侧。上述韧带一般将椎间孔外口分隔成 3 个孔，其中居中的较大孔有脊神经和节段动脉脊支通过，较小的上孔和下孔具有相应的静脉回流支通过。

（三）腰椎间孔的神经

神经根通常位于腰椎椎间孔的上部，包括前运动根和后感觉根，分别与脊髓表面前外侧沟和后外侧沟相连。神经根在行进过程中由 Hoffmann 韧带固定，其可随体位变动而移动。感觉根上有背根神经节，腰段的背根神经节自上而下逐渐增大。在腰椎间孔处，前运动根在紧邻背根节处加入后感觉根，组成混合性质的脊神经。在椎间孔出口处，脊神经通常分为一支较粗的前支和一支较细的后支。脊膜返支是在脊神经分出前支和后支之前发出的分支，其与主干走行方向相反，在椎间孔外发出之后，又经椎间孔返回椎管内，分布于硬脊膜、脊神经根外膜、后纵韧带、动静脉血管和骨膜等结构。脊膜返支包含丰富的感觉神经纤维和交感神经纤维，受刺激时也可能引起腰痛或腰腿痛。

（四）腰椎间孔的血管

腰动脉通常紧贴椎体走行，第 1～4 腰动脉由腹主动脉发出，第 5 腰动脉由骶正中动脉发出。根动脉由腰动脉脊支发出，通常伴脊神经根走行，穿椎间孔入椎管后，根动脉分为前、后根动脉和脊膜支。椎间孔内的静脉较多，总的可分为两大类：一类是椎间孔交通静脉丛，该静脉丛是连接椎管内外静脉丛的重要通道，其静脉腔内无瓣膜，主要通过沿着椎间孔内侧韧带与椎弓根上切迹形成的隔室通过椎间孔；另一类是根静脉，通常位于下后侧伴神经根出椎间孔。

二、腰椎关节突关节解剖

生物力学研究结果表明，腰椎两侧的关节突关节与腰椎间盘共同组成腰椎三关节复合体，在维持腰椎稳定和活动中发挥着重要作用。腰椎关节突关节为真性关节，有相当大的活动度。同时，腰椎关节突关节及其附属结构是参与构成椎间孔后壁的主要结构，在行 VBE 减压或内镜下融合手术时，常要对背侧的关节突进行部分甚至全部切除，因此有必要熟悉腰椎关节突关节的相关解剖。

（一）关节面

在横切面上，相邻腰椎上、下关节突的关节面被覆关节软骨，相互凹凸嵌合。关节软骨附着至关节面周缘，呈新月形，关节软骨使粗糙的骨性关节面更加紧密嵌合，以减轻摩擦，有利于关节的运动和稳定。

（二）关节囊

腰椎关节突关节囊的前、后壁紧张，而上、下壁松弛。黄韧带向外延续与前壁融为一体，向内延伸至椎板，向外扩展至上关节突前面，以加强前壁。各节段关节囊厚度不一，无显著性差异。关节囊上、后壁的外面均附着多裂肌，止于上二位或三位节段椎骨的棘突。

（三）关节腔

在横切面上，上、下关节突关节软骨间的间隙约 0.5mm。关节腔前部狭窄，后部宽大，且自上而下依次增大。从冠状面和矢状面观察，关节腔的上、下两极为潜在的隐窝，内有滑膜皱襞填充，若局部滑膜皱襞发生嵌顿，则可能导致剧烈腰痛。

（四）关节滑膜

同其他关节类似，关节突关节的滑膜附着于关节软骨周缘，部分滑膜返折构成皱襞填充于关节腔内，其大小随关节的嵌合程度而改变。关节腔上、下两极宽大，其滑膜皱襞比较大，而关节腔前后部的皱襞则相对较小，一般不突入关节腔。

三、安全三角

早期的学者在行侧路椎间盘介入操作如椎间盘注射、切吸时，发现有神经损伤的病例发生，于是对入路进行解剖研究，由 Kambin 最早提出了"安全三角"的概念，将其描述为由下位椎体上终板、硬膜囊 / 走行神经根、出行神经根围成的三角形区域，在此三角形区域内行椎间盘穿刺操作是相对安全的，后人亦将这一三角称为"Kambin 三角"（Kambin's triangle）。当然，如果将骨性结构的上关节突考虑在内，则以侧方视角观察时候,安全三角的背侧边实际为上关节突腹侧。尤其在经椎间孔入路脊柱内镜下减压或椎间融合手术时,需要更多地获取背侧操作空间,因此会遇到上关节突的阻挡,往往需要做关节突的部分切除(成形)或完全切除。因此,有学者提出,为区别概念,将由下位椎体上终板为底边、关节突关节为高、出行神经根为斜边围成的三角形区域定义为"椎间孔安全三角",而将由下位椎体的上终板为底、硬膜囊/走行神经根为内侧边、出行神经根为斜边围成的三角形区域定义为"椎管内安全三角"。

在行 VBE 镜下融合手术时,神经损伤风险主要集中在出行根损伤的风险,而从 L_1 到 S_1 神经根发出位置越来越高,出行根走行越来越陡峭,因此,越往尾端的节段,通道向腹侧下压或者旁开距离减小,可使目标操作区更靠近内侧边,从而获得更大的头尾端空间。而对于 $L_{1\sim3}$ 上位节段椎间隙来说,出行根发出位置较低、走行较为水平,在行镜下融合手术时,重点关注出行根,尽量避免损伤;同时由于关节突关节宽度较小,通道旁开距离也不能太大,否则亦可能导致硬膜囊/走行根损伤。

(杨 群 倪海键 王 博 樊云山)

参考文献

冯宇鹏,李辉,李云庆. 2019. 腰椎间孔的应用解剖. 中国微侵袭神经外科杂志, 24(11): 522-524.

叶君健,林萍,谢其扬,等. 2001. 腰椎关节突关节方向性解剖及对椎间盘退变的影响. 福建医科大学学报, 35(4): 326-327.

尹松涛,李俊林,张晓琴. 2018. 脊柱椎间孔区韧带的解剖及相关影像学研. 内蒙古医科大学学报, 40(3): 313-317.

袁仕国,李义凯,王华军,等. 2010. 腰椎间孔侵入性操作的应用解剖. 中国临床解剖学杂志, 28(2): 127-130.

赵庆豪,吕海,丁自海. 2018. $L_5 \sim S_1$ 椎间孔韧带研究进展. 中国临床解剖学杂志, 36(2): 231-233.

Can H, Unal TC, Dolas I, et al. 2020. Comprehensive anatomic and morphometric analyses of triangular working zone for transforaminal endoscopic approach in lumbar spine: a fresh cadaveric study. World Neurosurgery, 138: e486-e491.

Civelek E, Solmaz I, Cansever T, et al. 2012. Radiological analysis of the triangular working zone during transforaminal endoscopic lumbar discectomy. Asian Spine Journal, 6(2): 98-104.

Hardenbrook M, Lombardo S, Wilson M, et al. 2016. The anatomic rationale for transforaminal endoscopic interbody fusion: a cadaveric analysis. Neurosurg Focus, 40(2): e12.

Min J, Kang S, Lee J, et al. 2005. Morphometric analysis of the working zone for endoscopic lumbar discectomy. J Spinal Disord Tech, 18(2): 132-135.

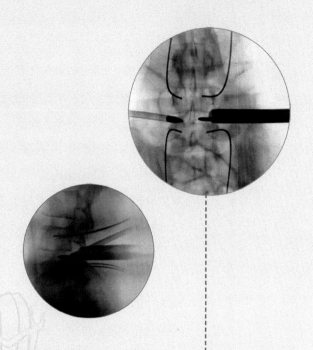

第 **4** 章

V 形双通道脊柱内镜系统髓核摘除及减压术

以 YESS 和 THSSYS 为代表的第三代脊柱内镜系统极大地推动了脊柱微创外科的发展，这种单孔单通道同轴内镜技术在椎间盘突出摘除和侧方椎管狭窄的减压方面具有很大优势，手术微创，疗效优良，操作相对比较简单。在这两个系统基础上发展起来的大通道脊柱内镜系统增加了减压操作的效率，近年来，可视化环锯的运用也让椎间孔成形和减压技术进一步简化。虽然脊柱内镜技术得到了很大进步，但随着医师内镜操作水平的提高和脊柱内镜技术适应证的拓展，越来越多的脊柱外科医师希望通过脊柱内镜技术替代传统的开放手术技术，脊柱内镜技术需要解决的脊柱疾病也越来越复杂。现有的脊柱内镜及配套工具在一些复杂病例的减压操作时仍会遇到困难，且现有的脊柱内镜系统的灵活性也受到一定限制。在此背景下 V 形双通道脊柱内镜系统应运而生，其在复杂腰椎的减压技术方面具有独特的优势。

V 形双通道脊柱内镜系统的减压工作套管的直径比融合工作套管的直径小，V 形双通道脊柱内镜系统融合工作套管的大通道内径为 13.1mm，而减压工作套管的大通道内径为 6.3mm。V 形双通道脊柱内镜系统的减压工作套管可用于复杂椎间盘的摘除、椎管狭窄的减压、椎管内骨块的摘除等操作。根据其作用不同，V 形双通道脊柱内镜系统的减压工作套管分为 I 型 VBE 减压工作套管和 II 型 VBE 减压工作套管。

同常规单孔单通道内镜下腰椎减压术一样，在进行 V 形双通道脊柱内镜系统腰椎减压术前，需要做好充分的术前准备。首先，需要对患者仔细查体，阅读及分析患者 X 线、CT、MRI 等影像资料，明确患者的诊断并准确定位病变节段。其次，通过影像学资料仔细辨别腰骶神经是否存在特殊的解剖变异。因文献报道腰骶神经发生解剖变异的概率并不低，其中部分变异会增加内镜治疗的难度及术中神经损伤的发生率。同时，应根据影像学资料进行分析，规划手术的路径。此外，在手术前还需要对患者的疼痛和心理进行评估。判断患者对疼痛的耐受情况、适合采用哪一种麻醉方式。对于疼痛非常剧烈、痛觉敏化、疼痛耐受度低、强迫体位及存在焦虑、不能长久保持体位者应该考虑提升麻醉等级，采用硬膜外麻醉或者全身麻醉。同时需要和患者加强沟通和交流，告知患者单纯减压及髓核摘除可能复发的概率及后续的相应处理，使患者能够明了整个的治疗流程。

第一节 利用Ⅰ型减压工作套管行 VBE 腰椎减压术

一、工作套管结构

Ⅰ型 VBE 减压工作套管（见图 2-4）是由一个上方 3.8mm 的小通道和下方一个 6.5mm 的大通道组合而成，设计的目的主要是便于更为稳定的偏背侧操作。由于常规的单孔单通道内镜是同轴内镜，从工作通道进入视野的手术工具比较难于到达背侧区域，而背侧区域往往是进行椎间孔成形（关节突部分骨质切除）的部位及椎管狭窄需要行背侧黄韧带切除减压的部位，如果想实现偏背侧的操作，则需要将工作通道导管向背侧移动，由于背侧是较硬的关节突，腹侧是椎间孔外口没有阻挡，因此在做椎间孔成形的操作时，内镜连同工作套管容易向腹侧"打滑"，导致需要反复调整工作套管的位置，增加了手术时间，降低了手术效率。当手术中出现上述情况，椎间孔成形或减压不满意时，可以采用Ⅰ型 VBE 减压工作套管进行补充成形，同时上、下两个通道之间的器械也可以相互配合。下方的大通道中可采用 6.3mm 常规椎间孔镜，上方的 3.8mm 小通道中可使用环锯、磨钻、超声骨刀、抓钳或者其他器械进行操作及相互配合。因其工作套管前端直接抵在椎间盘后缘，通过上方（背侧）的小通道伸入手术器械，可以获得稳定的背侧操作平台。

二、适应证

椎间孔成形困难或者常规椎间孔成形技术不满意，侧方椎管狭窄减压困难或者不满意，可采用Ⅰ型 VBE 减压工作套管辅助成形及减压。

三、手术器械

Ⅰ型 VBE 减压工作套管、逐级扩张管、6.3mm 常规椎间孔镜、镜下小环锯（或者镜下高速磨钻、镜下超声骨刀）、常规椎间孔镜同轴工作套管及配套器械、光源及成像设备。

四、体位

根据手术医师的习惯，可以采取俯卧位或侧卧位。

五、规划

根据患者 MRI 来确定椎间盘突出的位置、大小、头侧和尾侧移位情况，仔细阅读腰椎正侧位片及骨盆片来确定椎间孔大小和髂嵴高度。一般来说椎间盘突出节段越靠近头侧，穿刺的旁开距离越小，越靠近尾侧，旁开距离越大。在 $L_{2/3}$ 和 $L_{3/4}$ 水平一般旁开距离中线 10cm，$L_{4/5}$ 和 L_5/S_1 节段距离中线要更远，达到 12 ~ 14cm，实际的旁开距离还需要根据患者的体形和肥胖程度做适当调整，肥胖的患者旁开距离要更大一些。另外，如果髓核向下移位，则进入点需要更加偏头侧。定位时，使用体表定位网格在体表标记正位椎间隙、椎弓根的位置，侧位片上标记出椎间孔的位置，髂嵴的位置，再结合预估的旁开距离标记穿刺点和穿刺路径（图 4-1）。

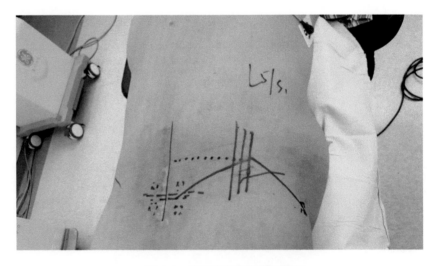

图 4-1　旁开穿刺点和穿刺路径

六、麻醉

通常采用局部麻醉，如果患者疼痛非常剧烈、痛觉过敏、强迫体位，无法在局部麻醉下保持体位及耐受手术，则可以考虑采取硬膜外麻醉或全身麻醉。局部麻醉时要在皮下、穿刺路径及椎间孔区域做充分的阻滞，同时适当辅助以镇静及镇痛药物。

七、单通道内镜工作通道的建立

完成皮下、穿刺路径及椎间孔区域局部麻醉后，采用 18G 的空心穿刺针经椎间孔穿刺到位，然后插入导丝，采用逐级的扩张管从小到大逐级扩张，在扩张过程中可以采用由小到大的安全骨钻对椎间孔进行扩大成形，也可以用环锯在透视下进行扩大成形，当透视下见成形满意时，沿导丝放入导杆，再顺导杆放入单轴的工作套管，在内镜下观察，如果单通道下椎间孔的成形或者减压不能达到理想效果，则可以改用 I 型 VBE 减压工作套管进一步对椎间孔进行成形及减压。

八、I 型 VBE 减压通道建立

取出单轴工作套管，顺导杆置入 I 型 VBE 减压工作套管，双通道的皮肤切口往往比单通道的切口仅仅长 1 ~ 2mm，如果切口不够大，可以稍扩大切口，敲击双通道工作套管尾端，使之到达满意位置（图 4-2），一般更换 I 型 VBE 减压工作套管的时间不超过 30 秒，透视下确认工作套管放置到满意位置（图 4-3）。

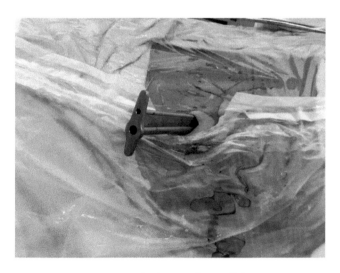

图 4-2　I 型 VBE 减压通道建立

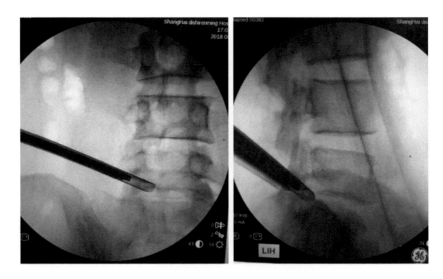

图 4-3　术中 X 线确定 I 型 VBE 减压通道位置

九、椎间孔成形

在下方的大通道内置入 6.3mm 的常规椎间孔镜，观察关节突关节的阻挡和侧方椎管减压情况，然后在 3.8mm 的小通道内放入环锯、高速磨钻或者超声骨刀等工具，将阻挡的关节突骨质进行部分切除（图 4-4）。操作的整个过程均有下方的内镜实时监视，手术安全性大幅度提高（图 4-5）。可以把 VBE 工作套管进行左右旋转，切除左右两侧的阻挡物，完全可视下对椎间孔进行精准及安全地成形。

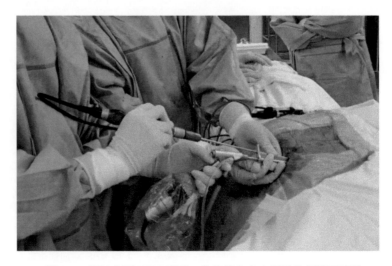

图 4-4　通过 I 型 VBE 减压工作套管上方小通道使用镜下磨钻

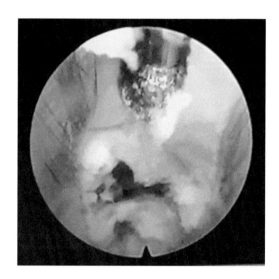

图 4-5　Ⅰ型 VBE 减压工作套管配合镜下磨钻操作影像

十、摘除髓核和减压

在Ⅰ型 VBE 减压工作套管下进行髓核摘除及减压，6.3mm 常规椎间孔镜的器械通道和上方的小通道中都可以使用器械进行操作，从而可以到达不同部位的病灶。两个通道中的器械还可以相互配合，可以在一个通道中使用小牵开器，挡开硬膜和走行神经根，另一个通道中使用器械进行病变髓核摘除和减压，术中还可以根据需要更换成单通道进行操作。此外，由于可以获得稳定的偏背侧操作空间，因此，VBE 也非常适合用于侧方狭窄病例的背侧黄韧带切除减压。

第二节　利用Ⅱ型减压工作套管行 VBE 腰椎减压术

一、工作套管结构

Ⅱ型 VBE 减压工作套管（见图 2-5）是由一个上方 6.5mm 的大通道和一个下方 3.8mm 的小通道组合而成，下方的小通道可以配套使用 VBE 系统专门的 3.6mm 细直径内镜进行监视，上方的大通道作为工作通道，这样可以置入直径更大的手术器械，从而提高手术效率。其主要设计用于椎间盘摘除、椎间孔成形、骨赘切除等，由于它的所有操作完全在内镜直视下进行，整个操作速度更快，也更为安全。此外，由于可以在上方大通道中使用直径更大的手术器械，因此对于一些钙化的椎间盘和骨块可以顺利进行切除，并且器械更不容易损坏，成本更低。Ⅱ型 VBE 减压工作套管较Ⅰ型 VBE 工作套管而言，将更多的空间留给背侧的工作通道，可使用直径更大的器械，从而获得更高效的偏背侧操作，但是需要使用 VBE 系统专用的 3.6mm 细直径内镜。

二、适应证

钙化椎间盘的切除及椎体后缘的骨赘切除，也可用于突出髓核摘除及侧方椎管狭窄的减压、比较困难的椎间孔成形、镜下融合时椎间隙及终板的处理。

三、手术器械

Ⅱ型 VBE 减压工作套管及内芯、逐级扩张管、环锯及半环锯、配套的神经拉钩、环形神经挡片、水堵、3.6mm VBE 专用细直径内镜、6.3mm 常规椎间孔镜、常规单轴工作套管及配套手术器械、Ⅱ型 VBE 减压工作套管上方大通道内使用的大直径手术器械，以及显像及成像设备。

四、体位

根据手术医师的习惯，可以采取俯卧位或侧卧位。

五、规划

仔细分析患者的 X 线片、CT 及 MRI 等影像资料，确定椎间盘突出、钙化及骨块病灶的位置及大小，或者椎管狭窄的部位，观察髂嵴的位置、腰骶椎变异情况、椎间孔的大小和位置，关节突关节的增生情况，再结合患者的体形和肥胖程度，来进行术前规划。一般来说如果椎间盘突出节段越靠近头侧，穿刺的旁开距离越小，在 $L_{2/3}$ 和 $L_{3/4}$ 水平旁开距离一般为 10cm，$L_{4/5}$ 和 L_5/S_1 节段距离中线要达到 12～14cm。在 L_5/S_1 平面时，为了避开髂嵴，穿刺的路径往往需要更加向头侧倾斜，越往上越是可以水平穿刺，如果髓核或病灶往下移位，则穿刺的路径需要更加向尾端倾斜。

六、麻醉

如果患者没有疼痛扩大化的倾向及强迫体位，能够耐受疼痛，则往往可以采用局部麻醉。局部麻醉的最大优点就是简便，术者可以和患者实时沟通，评估患者的神经状态，避免神经损伤；主要缺点就是有时镇痛效果不满意，如果患者疼痛剧烈，则可能手术无法进行下去，或者导致血压升高、心脑血管意外的发生。如果有麻醉师帮助进行监测和辅助镇静镇痛，将更加安全，但由于是局部麻醉，往往没有麻醉医师的配合。使用局部麻醉时，可以在手术前对患者进行疼痛反应评估，判断局部麻醉是否可行，另外，可以在术前使用镇静、镇痛的辅助药物，改善患者的舒适度。局部麻醉时，需要对皮下、穿刺径路通路和椎间孔区域进行充分的麻醉，椎间孔区域的麻醉可以分为关节突周围及椎间孔内硬膜外两个步骤，如果患者疼痛非常剧烈、痛觉过敏、强迫体位，无法在局部麻醉下保持体位及耐受手术，则可以考虑采取硬膜外麻醉或全身麻醉。

七、工作通道建立

皮下、穿刺径路及椎间孔区域局部麻醉完成后，直接采用特制的穿刺导针，在正侧位透视下穿刺到理想的位置即关节突根部腹侧或下位椎体后上缘，然后进行逐级扩张，再把 II 型 VBE 工作套管和内芯顺着穿刺导针插入，透视见工作通道到位后，接内镜和显示设备，取出穿刺导针，将 3.6mm 的内镜沿工作套管的下方内镜通道插入，在内镜监视下，以射频电极清理椎间孔外侧包括关节突周围的软组织，辨认其解剖结构，用环锯在直视下将阻挡的部分关节突关节骨质锯下并取出，也可使用直径较大的磨钻，效率更高。此时可以在内镜的监视下，清晰地看到关节突关节、黄韧带、硬膜外腔、突出髓核或病灶，用器械清除工作套管前方的阻挡物，如果关节突关节切除不够，可以调整工作通道，在直视下用环锯或者半环锯、磨钻进一步切除，轻轻敲击工作通道，直至到达满意的位置。

八、髓核摘除及减压

在 II 型 VBE 减压工作套管的上方大通道中可以使用大尺寸髓核钳、

枪钳等进行操作，特别对于一些钙化、硬化的病灶，手术摘除的效率高，灵活度也更高，而且器械也不容易损坏，操作更加简便。如果止血困难，必要时可以用骨蜡在骨面上涂抹，或者用明胶海绵在硬膜外腔进行填塞、压迫止血。在Ⅱ型VBE减压工作套管的大通道中还可以使用镜下的神经拉钩和环形挡片挡开神经及其他组织，从而避免神经等重要结构损伤；另外，也可以根据需要或术者的操作习惯，在术中更换6.3mm的常规椎间孔镜和工作通道来进行后续的操作。

（贺石生　邓忠良　倪海键　晏铮剑　陈　佳）

参考文献

李杰，刁文博，李益明，等．2019. 可视化环锯在椎间孔镜侧路关节突成形的应用. 中国矫形外科杂志，27(24): 2242-2246.

宋偲茂，熊小明，万趸，等．2021. 可视环锯在经椎间孔镜术中的有效性和安全性. 中国矫形外科杂志，29(1): 18-22.

Ahn Y. 2019. Endoscopic spine discectomy: indications and outcomes. Int Orthop, 43(4): 909-916.

Akinduro OO, Kerezoudis P, Alvi MA, et al. 2017. Open Versus Minimally Invasive Surgery for Extraforaminal Lumbar Disk Herniation: A Systematic Review and Meta-Analysis. World Neurosurg, 108: 924-938.e3.

Burke SM, Safain MG, Kryzanski J, et al. 2013. Nerve root anomalies: implications for transforaminal lumbar interbody fusion surgery and a review of the Neidre and Macnab classification system. Neurosurg Focus, 35(2): e9.

Chen C, Ma XL, Zhao D, et al. 2021. Full Endoscopic Lumbar Foraminoplasty with Periendoscopic Visualized Trephine Technique for Lumbar Disc Herniation with Migration and/or Foraminal or Lateral Recess Stenosis. World Neurosurg, 148: e658-e666.

Gu X, He SS, Zhang HL. 2013. Morphometric analysis of the YESS and TESSYS techniques of percutaneous transforaminal endoscopic lumbar discectomy. Clin Anat, 26(6): 728-734.

Kanno H, Aizawa T, Hahimoto K, et al. 2019. Minimally invasive discectomy for lumbar disc herniation: current concepts, surgical techniques, and outcomes. Int Orthop, 43(4): 917-922.

Rasouli MR, Rahimi-Movaghar V, Shokraneh F, et al. 2014. Minimally invasive discectomy versus microdiscectomy/open discectomy for symptomatic lumbar disc herniation. Cochrane Database Syst Rev, 9(4) [2021-6-20]. http://doi.org/10.1002/14651858.CD010328.

Song QP, Hai B, Zhao WK, et al. 2021. Full-Endoscopic Foraminotomy with a Novel Large Endoscopic Trephine for Severe Degenerative Lumbar Foraminal Stenosis at L(5)S(1)Level: An Advanced Surgical Technique. Orthop Surg, 13(2): 659-668.

Zhu YJ, Zhao YZ, Fan GX, et al. 2018. Comparison of 3 Anesthetic Methods for Percutaneous Transforaminal Endoscopic Discectomy: A Prospective Study. Pain Physician, 21(4): e347-e353.

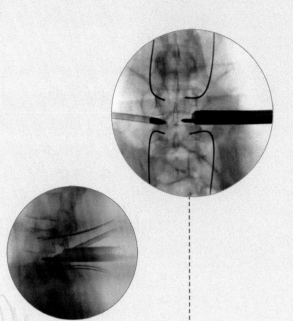

第5章

V 形双通道脊柱内镜腰椎融合术

　　腰椎融合术经过长期临床实践证明是治疗腰椎疾病的一种十分有效的方法，从椎板间融合、后外侧融合再到椎间融合，腰椎融合技术总是在不断发展，各种技术也越来越成熟，疗效越来越确切。微创腰椎融合技术由于具有创伤小、恢复快的特点，受到了广大医师和患者的欢迎，是近年来脊柱外科发展的热点之一。MIS-TLIF 是一种经典的腰椎微创融合技术，在临床已经得到广泛应用，其疗效也已经实践检验；前路腰椎椎间融合术（anterior lumbar interbody fusion，ALIF）、腰椎微创极外侧椎体间融合术（extreme lateral lumbar interbody fusion，XLIF）、斜外侧腰椎椎间融合术（oblique lumbar interbody fusion，OLIF）等一些新的椎间融合技术近年来也已经在临床上广泛开展，其微创性和有效性也正在接受检验；而全内镜下的腰椎间融合技术是目前脊柱微创融合技术中创伤最小、也是最受关注的热点技术，其手术技术和相关器械还在逐步完善中。

　　目前临床上应用的内镜下腰椎间融合技术大致可以归纳划分为三大类，即单孔单通道同轴内镜（包括宽通道内镜）辅助下椎间融合术、单侧双通道内镜（UBE）下腰椎间融合术及 MED 下腰椎间融合术。单孔单通道同轴内镜即常规的"椎间孔镜"及由其发展而来的宽通道内镜，通过镜下工具或镜外可视环锯将关节突或者是部分椎板和关节突切除，从而可以通过经椎间孔入路或经后方入路到达椎管内，完成类似 TLIF 或 PLIF 的椎间融合操作，但是受限于目前同轴内镜的工作通道直径，无法将常规开放手术的器械及椎间融合器经由通道尾端放入，因此在处理完椎间隙后，需要退出内镜，换成直径更大的套管，在反复透视确认下完成椎间试模、融合器置入等步骤，这些操作并未在内镜的全程监视下进行，存在神经损伤的风险，因此只能称之为"内镜辅助下"椎间融合术。UBE 技术的特点是将内镜和工作通道完全独立，形成类似关节镜的操作方式，从而使得视野范围扩大，同时工作通道内可以使用常规开放手术的器械，但是该技术主要是经过后方入路，需要像开放手术一样切除部分椎板、部分关节突，并需要适当向内牵开硬膜囊，因此避免不了产生硬膜外积血及远期的硬膜粘连，而且手术过程中，手术器械的反复进出对腰椎肌肉的损伤也不容忽视，因而 UBE 技术是否是真正的"最微创"，值得探讨。MED 在 20 世纪 90 年代便应用于临床，但是受限于临床医师对其认识不足，并且当时的成像效果较差，手术烟雾和积血容易污染镜头，需要频繁擦拭等原因，这一技术沉寂了很长时间，直到近十几年，随着脊柱微创技术发展的浪潮，MED 又重新被一些脊柱微创外科医师所应用，未来，随着成像系统的不断改进及一些改良产品（如水介质的 MED）的问世，MED 技术将会具有更好的应用前景。

VBE 腰椎融合技术是基于 VBE 内镜系统的一种新的内镜下腰椎间融合技术，其手术入路近似于 MIS-TLIF 手术，也可以理解为是使用 VBE 内镜系统来完成经椎间孔入路椎间融合术即"VBE-TLIF"。因此，该技术通过切除部分关节突，经 Kambin 三角直接进入椎间盘，其手术路径直接、快速，对硬膜囊及神经根骚扰小，并且手术全程在 VBE 内镜监视下进行，无须反复透视，手术安全可靠、简单易行。

第一节 应 用 解 剖

VBE 腰椎融合技术通过切除一部分关节突关节进入 Kambin 三角，直接进入椎间盘。腰椎关节突关节的下关节突在内侧，上关节突在外侧，切除关节突关节时主要是切除上关节突，有时候需要切除部分的下关节突，如果有侧方狭窄，根据需要可以继续往内侧切除更多的关节、黄韧带和椎板。Kambin 三角的内侧界限为硬膜囊和下位行走根的外侧缘，底边为下位椎体的上终板，斜边为出口神经根，这个区域没有神经，且动静脉血管少，进入椎间隙相对安全。椎间孔的顶部为上一椎体的椎弓下切迹，底部为下一椎体的椎弓上切迹，前界为相邻椎体的后缘和椎间盘，后界为上、下关节突，内侧为硬膜囊和下位行走根，外侧为髂腰肌。下腰椎的椎间孔上、下径一般由上往下逐渐变小，L_5/S_1 最小；其前后径相较恒定，一般小于上下径，但 L_5/S_1 椎间孔的前后径可大于上下径；$L_{1\sim4}$ 的椎间孔呈钥匙孔形，L_5/S_1 的椎间孔呈卵圆形。椎间孔内有脊神经、淋巴管、节段动脉的脊柱分支（进入椎间孔后分成 3 支，分别供应神经、椎管内组织及椎体后部）、椎内和椎外静脉丛之间的交通静脉、2～4 支窦椎神经及脂肪组织。腰椎椎间孔由中线往外侧，上位神经根逐步下移，越往外侧，上位神经根越来越靠近椎间盘。

神经根变异发生率为 1.3%～14%，腰椎手术时，若存在神经根变异，会显著增加神经损伤风险，尤其是在微创腰椎融合手术时。最常见的神经根变异发生在 L_5/S_1，外科医师术中发现率约为 1.3%，MRI 和脊髓造影CT 扫描发现率为 2.2% ～ 4%，尸检报道的发现率可达 8.5% ～ 14%。神经根变异的常用 Neidre 分型，Ⅰ型：最常见，神经根从各自椎间孔出去，但发出位置异常，ⅠA 型是从硬膜发 1 条神经根，之后分为 2 条；ⅠB型是从硬膜发出 2 条神经根，但 2 条神经根相距太近；Ⅱ型：2 条神经根从一个椎间孔出去，ⅡA 是一个椎间孔内 2 条神经根，另一个椎间孔内无神经根；ⅡB 为一个椎间孔内 2 条神经根，另一个椎间孔内 1 条神经根；Ⅲ型：邻近神经根之间存在吻合支。因此在进行微创腰椎融合术前要仔细分析，了解有无神经根畸形。

从 X 线、CT、MRI、MRN 上分析，VBE 的外展角大多数在 30° ～ 45°，一般最佳的旁开距离在 6 ～ 9cm，L_5/S_1 受到髂嵴的影响，旁开距离要更小，$L_{4/5}$ 旁开距离较大，越往上旁开距离越小。

第二节 手术前准备

一、手术器械和设备

手术器械包括 14mm 的 VBE 融合双通道工作套管，穿刺导针，逐级扩张工具，各种环锯（普通环锯、带内螺纹取骨环锯、可收紧带内螺纹取骨环锯、半环锯），水堵，内镜下使用的神经拉钩，内镜下用的吸引管，加长可以在常规手术使用的正口和反口枪钳、髓核钳、椎间撑开器、椎间隙处理绞刀、刮勺、植骨漏斗、融合器置入工具，常规单通道椎间孔镜下使用的工作套管、髓核钳、枪钳、射频电极等。手术常规备 2 把镜子，一把 3.6mm 的 VBE 专用镜子，另一把 6.3mm 的常规椎间孔镜。还有配套的成像和显像设备、动力设备、射频设备及经皮椎弓根螺钉、可透视床、C 形臂或 G 形臂 X 射线机等，有条件的还可以使用神经电生理监测设备。

二、手术室布局

患者俯卧位于可透视手术床上，自腰部往头侧方向的手术床下方与地面之间没有阻挡，不影响腰椎手术部位透视，C 形臂 X 射线机套无菌塑料保护套可以从腰部往头侧自由移动，便于术中透视。C 形臂 X 射线机调到合适的位置，能够得到满意的正侧位手术图像时锁定高度与位置，不透视时移至头侧，手术需要透视时再移动至手术部位，这样节约手术时间。C 形臂 X 射线机可以置于手术侧的对侧，也可以置于同侧，显示设备和射频机器置于手术的对侧。为了便于收集手术中大量的冲洗液，可以使用关节镜的专用收集水袋（图 5-1）。

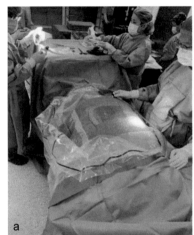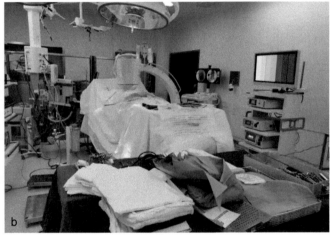

图 5-1　VBE 手术手术室布局

第三节　手术适应证和禁忌证

一、适应证

VBE 腰椎融合术适用于所有除严重腰椎中央椎管狭窄而需要进行融合的患者，对于只需要一侧减压和融合的患者，可以采取一侧入路 VBE 减压及融合，对于需要双侧减压的患者，可以采用一侧入路 VBE 减压及融合，另一侧内镜下减压手术。

主要的适应证包括：

（1）侧方狭窄为主的腰椎管狭窄症。

（2）腰椎滑脱症。

（3）腰椎不稳症。

（4）复发性腰椎间盘突出症需要行椎间融合者。

（5）明确诊断的椎间盘源性腰痛。

（6）巨大型腰椎间盘突出症。

对于复发型和巨大型椎间盘突出症患者行腰椎融合术需要慎重考虑，一般只需要单纯微创摘除突出髓核即可，但这些患者可能最终还是要进行腰椎融合手术，采用微创手术可以延缓其进行融合的时间，甚至可以避免融合。

二、禁忌证

主要禁忌证包括：

（1）严重骨质疏松症患者。

（2）融合节段有神经根变异，不适合进行椎间融合者。

（3）合并严重的中央椎管狭窄症患者。

（4）Ⅲ度以上的严重腰椎滑脱。

（5）椎间隙及邻近部位有感染患者。

（6）合并其他疾病影响融合或者不能耐受手术者。

第四节 手术方法

一、术前准备和规划

术前需要仔细询问病史、查体，完善相关辅助检查，明确患者诊断，排除相关禁忌证后再考虑是否合适选择 VBE 手术。手术前仔细阅读 X 线片，分析椎体的旋转、侧弯、关节增生，有无移行椎及其他脊柱变异，通过侧位片可以观察椎间隙高度、椎间孔的大小和高度、病变椎间小关节的情况（图 5-2），通过 CT 三维重建可以观察椎间孔和腰椎的三维形态，仔细分析腰椎磁共振矢状位和横切位扫描，观察手术节段神经根有无变异，掌握神经根的走行，规划手术路径和注意事项，避免损伤神经（图 5-3，图 5-4）。根据规划的手术路径，在腰椎磁共振片上测量穿刺的旁开距离和角度，一般腰椎 VBE 的旁开距离在 6 ～ 9cm，越往头端，旁开距离越小，外展角一般为 30°～45°。

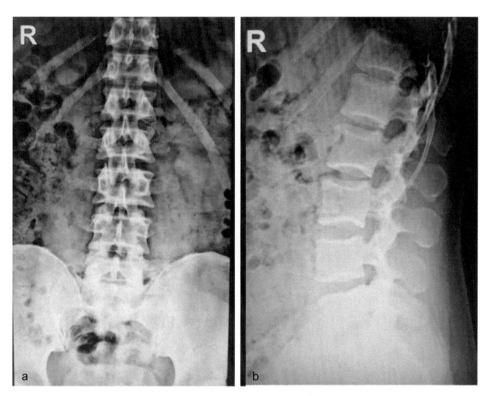

图 5-2　腰椎正侧位 X 线片

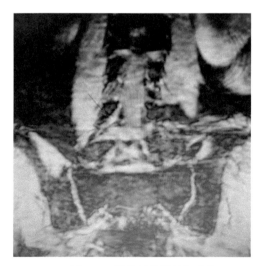

图 5-3　腰椎磁共振神经成像

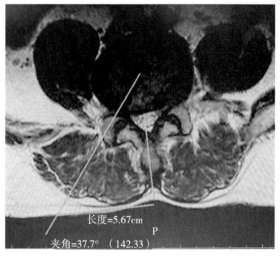

图 5-4　腰椎磁共振横切位扫描

二、体位和切口标记

患者采取俯卧位，腹部悬空，有条件的医院可以用神经电生理监测，用体表定位器标记出椎弓根和椎间隙的体表定位和双通道内镜切口位置（图 5-5）。常规消毒铺巾，因为双通道内镜需要两路冲洗水，冲洗的水量较多，需要准备约 3000ml 的冲洗水，同时给冲洗水加温，避免过多的冲洗水影响患者体温，使用关节镜的水袋收集灌洗液体，事先规划好 C 形臂 X 射线机的位置和成像设备的位置，便于手术操作和透视，避免反复调整耽误手术时间。

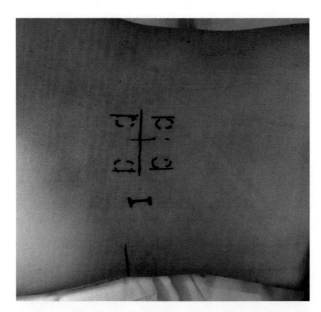

图 5-5　椎弓根螺钉的体表定位和双通道内镜切口位置

三、手术操作过程

（一）置入经皮椎弓根螺钉的导丝

一般先在透视下置入需要进行经皮椎弓根螺钉固定节段的导丝，术中可根据导丝和通道的相对位置，辅助判断通道位置，防止融合间隙错误，还可辅助判断融合器置入的角度。当然也可以先进行内镜下融合，然后再进行经皮椎弓根螺钉导丝的置入及固定。

（二）穿刺针穿刺

配套器械中有专用的钝头和尖头穿刺针，可以根据手术医师的习惯

进行选择。最佳穿刺路径是沿下位椎体上终板，紧贴小关节外侧缘以
45°左右穿入。偏上及偏外容易损伤出口根，而偏内则容易损伤硬膜囊
和行走根。所以术前要仔细阅读影像学资料，进行手术前路径的规划，
确定最佳的穿刺路径（图 5-6，图 5-7）。

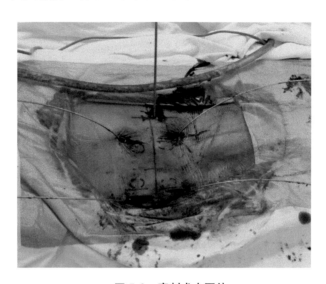

图 5-6　穿刺术中图片

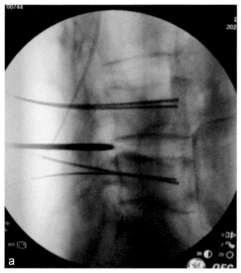
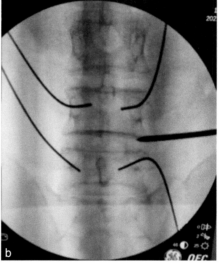

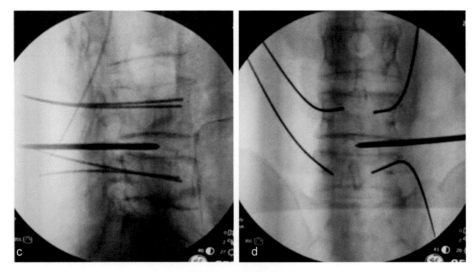

图 5-7　穿刺透视图

（三）工作通道建立

穿刺针位置满意后，用相应的扩张管进行逐级扩张，在扩张时要注意穿刺针是否移位，特别要当心穿刺针不能向腹侧移位损伤到前方的血管和腹腔内的脏器。完成扩张后，将放好内芯的工作通道顺着穿刺针插入，通道要紧贴小关节，往往通道的尖部已经到达椎间盘的后缘，正对着椎间盘，在内镜下可以作为一个椎间盘的定位参考标记（图5-8，图5-9）。这时候在直视下或者透视下把普通环锯从通道内锯入关节突关节（图5-10），环锯在透视下侧位不要超过关节突关节的腹侧，如果超过腹侧，则要当心损伤出口神经根，正位透视环锯不要超过椎弓根的内侧缘，超过内侧缘则要当心损伤行走根和硬膜囊（图5-11）。环锯锯到最深的安全位置后，如果感觉骨块没有完全锯断，则可以上下左右晃动环锯和通道，使骨块劈裂折断；取出普通环锯后，再把带有内螺纹的环锯锯入，把持住骨块，然后取出（图5-12）；如果取出骨块不够顺利，则可以用收紧环锯锯入，然后把环锯收紧，取出骨块；对于部分患者骨块取出困难，其主要原因是下位椎体的上关节突根部和内侧没有锯断，所以骨块不容易取出，此时可以使用半环锯在透视或直视下把上关节突根部锯断，再把锯下的骨块撬断，锯的过程中还是要透视，避免过于偏内侧，伤及行走根及硬膜囊；用取骨环锯难以取出的骨块可以用髓核钳在内镜下直接取出，或者把通道内水吸引干净后，像 MED 一样，用髓核钳直接取出；取出的骨块需要保留好，用于植骨。如果担心环锯过深损伤到神经，也可以不必完全锯断关节突关节，遗留部分的关节突关节可以在内镜监视下用枪钳直接咬除后取出。

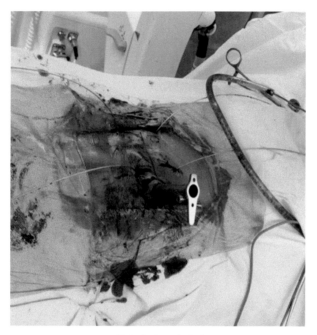

图 5-8　椎间盘定位参考术中图片

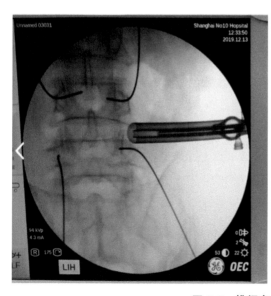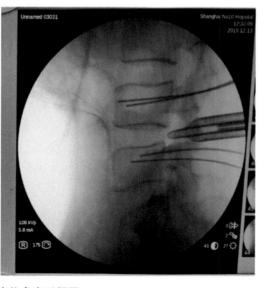

图 5-9　椎间盘定位参考透视图

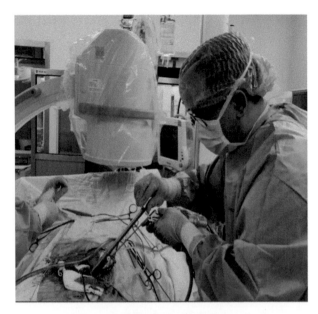

图 5-10 锯入关节突关节术中图片

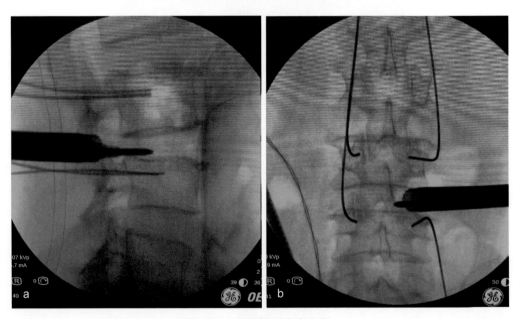

图 5-11 环锯最深安全位置

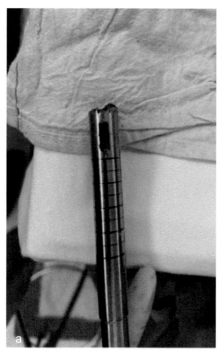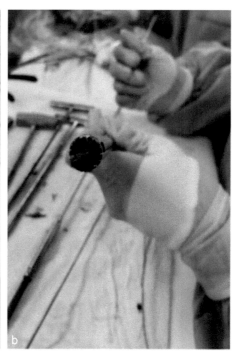

图 5-12　锯出的骨块

（四）椎间隙处理

环锯及枪钳把骨块取出后，可直达椎间隙，如果不能很好地明确椎间隙的位置，可以在内镜监视下用克氏针扎进椎间隙，或者通过透视确认，明确椎间隙的位置，随后的椎间隙处理和操作与常规手术的操作步骤相同，常规手术用的器械经加长后均可以在 VBE 内镜下应用，用常规手术器械，如髓核钳摘除髓核，椎间隙撑开器逐级撑开，椎间隙铰刀和刮刀处理终板，直至渗血，保护好终板（图 5-13，图 5-14）。处理椎间隙时，一定注意椎间隙处理器械的深度和刻度，防止器械置入过深，伤及腹侧的重要血管及脏器。目前设计的 VBE 镜下工具是限深的，进入椎间隙最深不会超过 40mm，这样确保不会伤及椎体前方的血管和脏器；同时在内镜下要注意上方的出口神经根和内侧的硬膜囊和行走根，如果发现有上述结构在附近，则要重新调整通道位置或者用牵开器牵开，以避免硬膜囊和神经损伤。

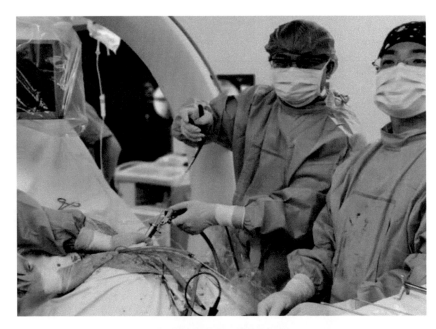

图 5-13　椎间隙处理术中图片

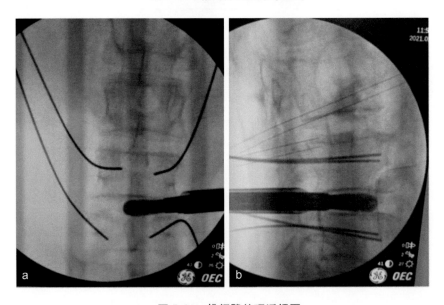

图 5-14　椎间隙处理透视图

（五）植骨融合

　　椎间隙处理满意之后，用植骨漏斗插入椎间隙进行植骨，要注意确认植骨漏斗的深度，避免过深伤及前方血管及腹腔脏器，也防止植骨漏斗没有插入椎间隙，导致骨块植入到椎间隙外面。椎间植骨需要保证足够的植骨量，往往切除的关节突自体骨达不到保证融合所需要的骨量，此时需要植入足够的同种异体骨或人工骨等替代材料，或者加用促进骨形成的材料如 BMP 等，以保证植骨达到融合。

（六）置入融合器

植骨完成后进行融合器的置入。在 VBE 双通道下，整个融合器的置入过程都能够在内镜监视下进行（图 5-15）；根据笔者经验，由于 Kambin 三角底边具有一定的宽度（出行根和行走根两者之间在椎间盘平面具有一定的距离），在绝大部分情况下，可以单纯通过切除关节突的 Kambin 三角将融合器置入，而无须骚扰内侧的硬膜囊和神经根。当然，如果在融合器植入之前，内侧的硬膜囊和神经根已经暴露在镜下视野中，则可以用 VBE 专门的神经拉钩将硬膜囊和神经根稍微挡开一些，再置入融合器。目前所使用的融合器有固定尺寸和可撑开两种规格，可撑开融合器由于尺寸较小，在内镜下置入比较方便，可以在融合器置入到位后进行撑开。

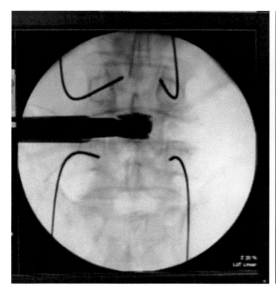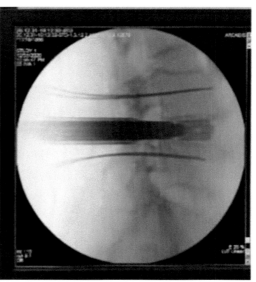

图 5-15　融合器置入透视图

（七）同侧及对侧减压

一般建议在融合器置入完成后再进行减压，可以不用更换双通道工作套管，直接用融合的双通道器械进行减压，如果因为出血等导致视野模糊不清，则可以更换常规的椎间孔镜进行减压和椎间盘摘除，如果对侧还有椎间盘突出或狭窄，可以在对侧用常规椎间孔镜进行减压，摘除髓核，并且两侧的操作可以由 2 名术者同时操作，这样并不会增加手术时间（图 5-16 ～图 5-21）。

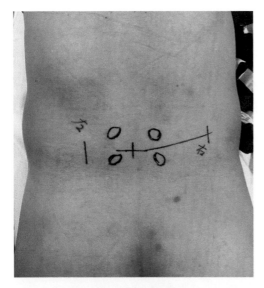

图 5-16　术前体表定位

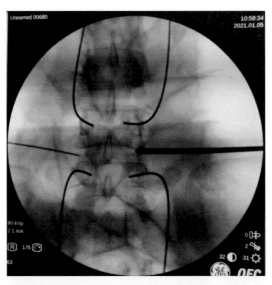

图 5-17　右侧 VBE 手术路径穿刺，左侧常规椎间孔镜路径穿刺

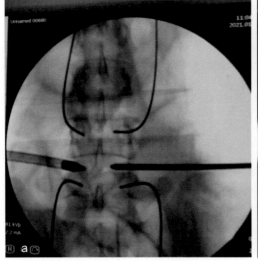

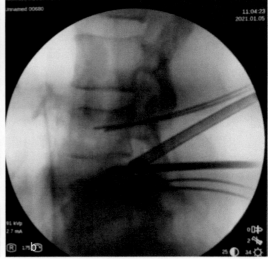

图 5-18　透视确认双侧穿刺位置满意后逐级扩张

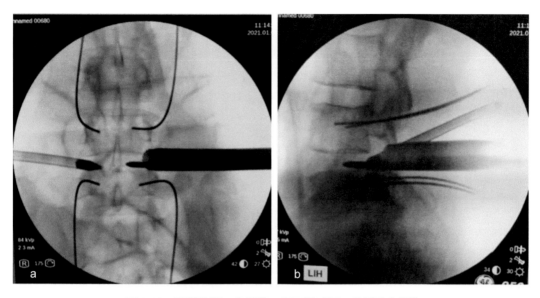

图 5-19　双侧放置工作通道，行双侧减压、单侧融合操作

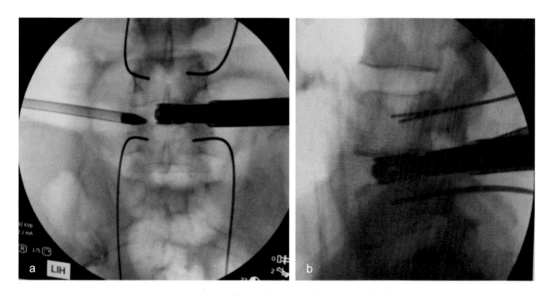

图 5-20　VBE 减压融合侧进行椎间植骨融合操作

（八）经皮螺钉固定

完成融合及减压后，进行经皮椎弓根螺钉的固定，透视并确认无误后将经皮螺钉沿放置好的导丝拧入，然后关闭切口（图 5-22，图 5-23）。

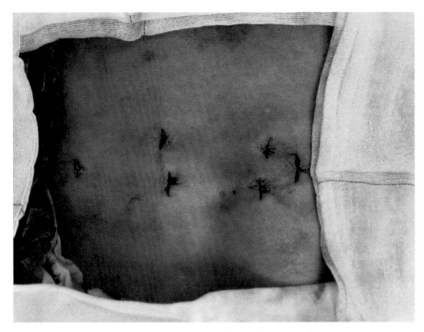

图 5-21　手术切口情况

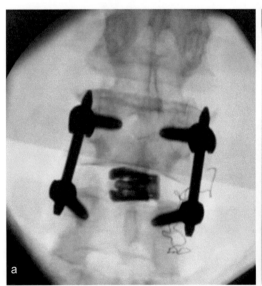

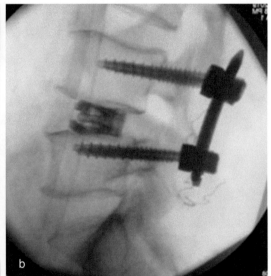

图 5-22　经皮螺钉固定透视图

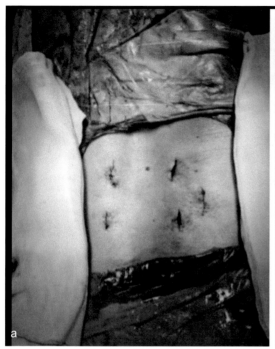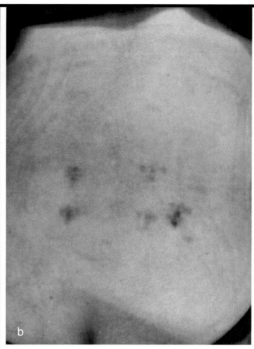

图 5-23　经皮螺钉术后皮肤切口
a. 术后即刻；b. 术后 1 个月

第五节　操作注意事项

一、术前影像学资料分析及手术规划

术前影像学资料分析十分重要，要仔细分析 X 线片、CT、MRI、MRN 等资料，排除骨骼和神经根畸形，了解神经走行，避免神经损伤。如果有神经根畸形，则在畸形侧椎间融合往往难以完成，如果有椎弓根发育畸形，则经皮椎弓根螺钉固定往往不能完成。手术前还需要根据影像学资料分析（MRI 最佳），来规划手术路径和切口的位置。

二、导针穿刺的位置

穿刺针需要平行椎间隙紧贴下位椎体的上终板穿入，穿刺针的位置很重要，太偏外和偏上容易损伤出口根，太偏内容易损伤硬膜囊和行走根，穿刺针需要平行于椎间隙穿刺，便于置入融合器。

三、工作通道的位置

工作通道要紧贴小关节，尖端要对准椎间盘后缘，这样才方便处理椎间隙和置入融合器，如果偏离，则操作困难。工作通道尖端是一个内镜下椎间隙的标记，在尖端部位就是椎间盘，内镜下十分容易辨认，如果内镜下椎间隙寻找困难，则有可能工作套管有移位，此时需要重新透视，把尖端对准椎间隙。工作通道下，如果看到神经根没有挡开，则需要重新调整工作通道，把神经根挡开，保准手术区域没有神经，操作安全。工作套管维持正确的位置十分重要，这样取下骨块的路径也适合置入融合器，如果偏离，则置入融合器的路径上会有骨质阻挡，需要补充切除。

四、如何使用环锯取骨

环锯取骨时深度不要超过关节突关节的腹侧，否则容易伤到椎间孔的出口根，内侧不要超过椎弓根的内侧缘，否则容易伤到硬膜囊和行走根。为了避免神经损伤，环锯可能不能完全锯断骨块，此时可以上下左右摇动环锯，把骨块劈裂折断。当上关节突的根部不能锯断时，可以用半环锯在直视下锯断，以更好地避免出口根神经的损伤。可以用带螺纹的环锯和可收紧的带内螺纹的环锯尝试取出骨块，如果还是不能取出，则可以用髓核钳直接取出，或者用枪钳咬除骨块。

五、止血

大通道内镜下的止血有时候比较困难，此时可以增加水压用明胶海绵进行压迫止血。VBE 设计有一个优点，就是与 MED 兼容，把冲洗水关掉，把通道内的水吸引干净，VBE 就和 MED 一样了，可以在内镜监视下用双极电凝或长柄电刀直接止血。

六、植骨如何保证融合

有效处理终板是融合成功的关键。术中需将终板软骨处理干净至骨面渗血即可，切忌过度处理，刮破终板。尽量多取自体骨用于植骨，骨量不够时要植入足够量的同种异体骨或自体骨，还可以用 BMP 等促进骨形成的因子，以提高融合率。

七、水堵的使用

VBE 设计了不同形状的水堵，水堵的主要作用是可以缩小工作通道横截面积，增加水压，同时可以改变水流，让冲洗水能够冲到通道底部，使视野更加清晰。工作通道的作用还可以调节器械和工作的位置。

八、减压注意事项

腰椎融合器置入过程需要使用 VBE 大通道，在 VBE 大通道下操作具有快速、高效、全程可视化、安全的优势；在植骨融合完成后，如果需要进行髓核摘除及侧方椎管减压，可以继续使用融合的大通道，如果感觉视野不是很清楚，可以更换常规的椎间孔镜进行减压。

九、工作通道的移位处理

如果操作时工作通道移位，不能确定准确位置时，需重新透视确定位置，切忌盲目操作。

十、避免血管损伤

在处理椎间隙时，特别要注意工具进入椎间隙的深度，避免椎体前方的血管损伤，现在的椎间隙处理工具都是有限深的，当器械的末端手柄碰到镜子的末端时，器械进入椎间隙约 40mm，同时在工作通道的头侧和尾侧都有深度标记，在内镜下操作时要注意观察进入的深度，防止损伤前方的血管和脏器。

第六节　术后处理和并发症预防

一、术后处理

VBE 腰椎椎间融合术出血较少，术后一般不需要放置引流，术后 2～3 天即可戴腰围下床活动，在床上要进行腰背肌锻炼及直腿抬高练习，3 周左右可以逐步恢复日常活动。

二、并发症预防

（一）出口根的刺激和损伤

出口根的刺激和损伤是 VBE 腰椎融合手术需要重点关注和预防的，预防的主要措施有：①手术前仔细分析影像学资料，了解神经的解剖和走行，排除变异情况；②穿刺针位置不要偏外及偏上；③环锯使用时不能超过关节突关节的腹侧，剩余骨块直视下用半环锯锯断或者枪钳再切除，避免环锯损伤；④处理椎间隙时如果看到出口根，可以重新调整通道，把神经根挡开，以保证手术区域没有神经根。

（二）行走根和硬膜囊的损伤

预防的措施：①穿刺针位置不要太偏内；②环锯使用时不能超过椎弓根内侧缘，剩余骨块用半环锯锯断或用枪钳再切除，避免环锯损伤；③处理椎间隙或减压时如果看到硬膜囊和行走根，可以用神经根挡片挡开。

（三）椎体前方血管和脏器损伤

主要预防措施是在手术时要十分注意，器械不能过深，要注意进入的深度；器械都是限深的，头端和尾端都是有刻度的，镜下要注意观察。当器械柄触及通道时，表示已经进入到椎间隙 40mm 以上，要特别注意。

（四）融合器放置位置不良

预防措施：①术前仔细阅读影像学资料，规划手术路径；②融合器置入过程中不要一次放置到位，可以逐步放入，正侧位透视观察融合器位置，若不满意，可重新调整位置；③在最终确认位置之前不要松开夹持融合器的手柄，如果放到位撑开后发现位置不满意，还可把撑开融合器复位，重新进行调整（图 5-24，图 5-25）。

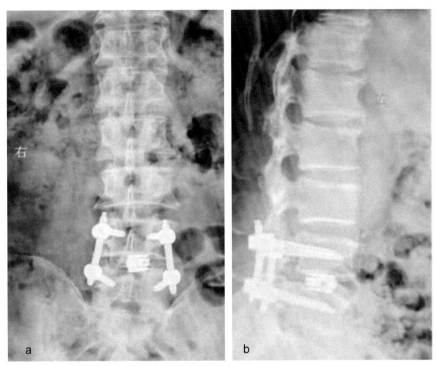

图 5-24 融合器位置满意

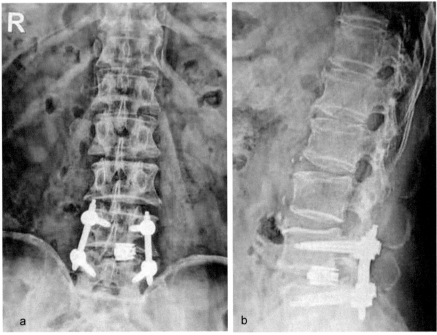

图 5-25 融合器位置不良

（五）植骨不融合

预防措施：①尽量多取自体骨，用于植骨；②当自体骨不够时，需要植入足够的同种异体骨或人工骨；③还可以用促进骨形成的因子，比如骨形态蛋白；④终板处理的范围和程度需足够。

（贺石生　钱济先　倪海键　周程沛　陈　佳）

参考文献

李杰，刁文博，李益明，等 . 2019. 可视化环锯在椎间孔镜侧路关节突成形的应用 . 中国矫形外科杂志，27(24): 2242-2246.

宋偲茂，熊小明，万冕，等 . 2021. 可视环锯在经椎间孔镜术中的有效性和安全性 . 中国矫形外科杂志，29(1): 18-22.

杨晋才 . 2019. 经皮内镜辅助腰椎融合技术面临的问题与挑战 . 中华医学杂志，99(33): 2566-2568.

Burke SM, Safain MG, Kryzanski J, et al. 2013. Nerve root anomalies: implications for transforaminal lumbar interbody fusion surgery and a review of the Neidre and Macnab classification system. Neurosurg Focus, 35(2): e9.

Hardenbrook M, Lombardo S, Wilson MC, et al. 2016. The anatomic rationale for transforaminal endoscopic interbody fusion: a cadaveric analysis. Neurosurg Focus, 40(2): e12.

Heemskerk JL, Oluwadara Akinduro O, Clifton W, et al. 2021. Long-term clinical outcome of minimally invasive versus open single-level transforaminal lumbar interbody fusion for degenerative lumbar diseases: a Meta-Analysis. Spine J.

Heo DH, Son SK, Eum JH, et al. 2017. Fully endoscopic lumbar interbody fusion using a percutaneous unilateral biportal endoscopic technique: technical note and preliminary clinical results. Neurosurg Focus, 43(2): e8.

Hwa Eum J, Hwa Heo D, Son SK, et al. 2016. Percutaneous biportal endoscopic decompression for lumbar spinal stenosis: a technical note and preliminary clinical results. J Neurosurg Spine, 24(4): 602-607.

Jain D, Ray WZ, Vaccaro AR. 2020. Advances in Techniques and Technology in Minimally Invasive Lumbar Interbody Spinal Fusion. JBJS Rev, 8(4): e0171.

Kambin P, Sampson S. 1986. Posterolateral percutaneous suction-excision of herniated lumbar intervertebral discs. Report of interim results. Clin Orthop Relat Res, (207): 37-43.

Meng B, Bunch J, Burton D, et al. 2021. Lumbar interbody fusion: recent advances in surgical techniques and bone healing strategies. Eur Spine J, 30(1): 22-33.

Neidre A, MacNab I. 1983. Anomalies of the lumbosacral nerve roots. Review of 16 cases and classification. Spine (Phila Pa 1976), 8(3): 294-299.

Gu X, He SS, Zhang HL, 2013. Morphometric analysis of the YESS and THESSYS techniques of percutaneous transforaminal endoscopic lumbar discectomy. Clin Anat, 26(6): 728-734.

Yao Y, Zhang HY, Wu JL, et al. 2017. Minimally invasive transforaminal lumbar interbody fusion versus percutaneous endoscopic lumbar discectomy: revision surgery for recurrent herniation after microendoscopic discectomy. World Neurosurg, 99: 89-95.

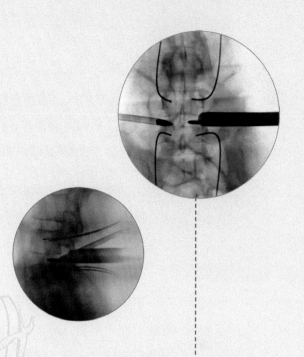

第**6**章

V 形双通道脊柱内镜系统的临床应用实例

V 形双通道脊柱内镜系统目前主要应用于侧方经椎间孔入路的微创手术，包括单纯减压椎间盘切除术和腰椎间融合术。由于能够实现高效、安全、便捷的偏背侧操作，因此，在椎间孔成形较为困难的单纯减压病例及适合行经椎间孔入路椎间融合的病例，具有显著的优势。

第一节　V 形双通道脊柱内镜腰椎减压术

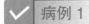 病例 1

【摘要】患者主诉反复腰痛伴左下肢后外侧疼痛 1 年余，加重 1 个月，行走时症状明显，卧床休息后缓解。术前 MRI 检查提示为 L_5/S_1 椎间盘左侧旁中央型突出。根据病史及术前检查，予以行"局部麻醉下经椎间孔入路 VBE 内镜下椎间盘切除减压术"。

【病例信息】

1. 病史　男性，45 岁，公司职员。反复腰痛伴左下肢后外侧疼痛 1 年余，加重 1 个月。既往体健。

2. 查体　步入病房，脊柱外观无畸形，生理性弯曲存在，腰椎屈伸活动受限，左下肢轻度跛行，双下肢皮肤感觉未见明显异常，双下肢肌力未见明显减弱。左下肢直腿抬高试验 60° 阳性。双膝反射减弱，双下肢跟腱反射减弱。病理征未引出。

3. 影像学检查　CT 及 MRI 提示 L_5/S_1 椎间盘左侧旁中央型突出，硬膜囊及神经根受压。

4. 术前诊断　腰椎间盘突出症（L_5/S_1）。

【病例分析】患者影像学显示 L_5/S_1 中央偏左突出（图 6-1），术前腰椎正位片可见髂嵴不高，但是关节突关节比较宽大，侧位片显示关节突关节腹侧与椎体后缘紧贴，提示椎间孔前后径较小（图 6-2b）。由于正位片显示 L_5/S_1 椎板间窗较小（图 6-2a），且患者倾向于局部麻醉手术，如果行侧方入路手术则不可避免需要行椎间孔成形（图 6-3a）。如果使用镜下小环锯或者镜下磨钻，在同轴内镜下操作容易打滑而偏向腹侧，使得成形效率很低；如果使用镜外可视环锯，则关节突切除较多，甚至破坏关节面。这种情况可以使用 I 型 VBE 减压工作套管配合常规椎间孔镜进行成形，此时无论使用小环锯、磨钻或者超声骨刀，都可以通过背侧的小通道，直接对目标区域进行稳定的偏背侧的操作（图 6-3），从而既提高了成形的效率，又保证了成形的精准度，避免了关节突的过多破坏（图 6-4）。

【手术要点】I 型 VBE 减压工作套管是初代设计的双通道，是基于常规单孔单通道椎间孔镜而设计，因此在使用过程中不需要专门的 VBE 细直径内镜。手术过程中，可以先按照单孔单通道椎间孔镜的手术步骤，将常规工作套管置入，使其前端贴靠在上关节突前外侧，在内镜下使用射频电极清理椎间孔外的软组织，辨认上关节突及腹侧的椎间盘，评估需要磨除的关节突骨质的大小，然后再更换 I 型 VBE 减压工作套管。此时，将高速磨钻或镜下小环锯放入工作套管上方的小通道而不是椎间孔镜的工作通道，这样就可以获得更偏背侧的操作空间，直接对需要磨除的关节突骨质操作。

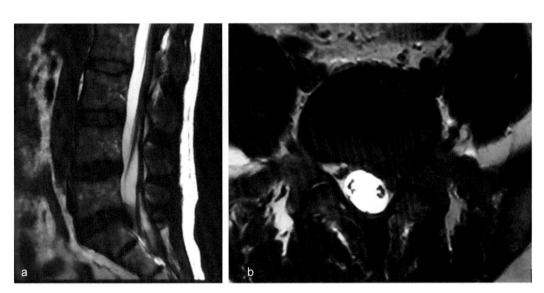

图 6-1　术前磁共振提示 L_5/S_1 中央偏左突出

a. 矢状位磁共振提示 L_5/S_1 椎间盘突出；b. 横断面磁共振提示椎间盘突出中央偏左

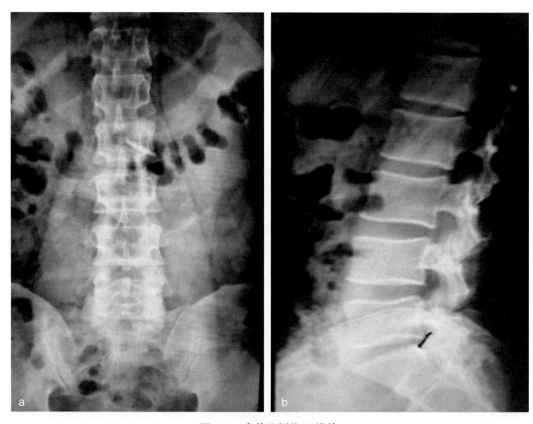

图 6-2　术前正侧位 X 线片

a. 正位片上 L_5/S_1 椎间板窗较小；b. 侧位片提示关节突关节腹侧与椎体后缘紧贴，提示椎间孔前后径较小

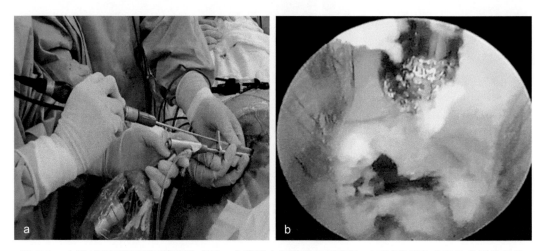

图 6-3　Ⅰ 型 VBE 双通道下椎间孔成形，在背侧小通道里使用磨钻，可以获得稳定的偏背侧的操作

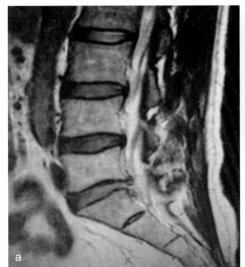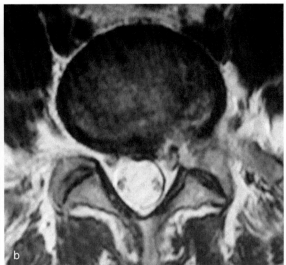

图 6-4　术后 3 天复查磁共振提示减压彻底，左侧关节突关节完整

✓ 病例 2

【摘要】患者接受腰椎后路（$L_3 \sim S_1$）减压融合内固定术后 1 年余，再次出现右下肢麻木疼痛 40 余天。行 MRI 等影像学检查提示腰椎术后改变，伴 L_5/S_1 椎间盘右侧突出。综合分析后考虑此次症状责任节段为 L_5/S_1，行"局部麻醉下经椎间孔入路 VBE 内镜下椎间盘切除减压术"。

【病例信息】

1. 病史　患者，男性，59 岁，已退休。腰椎后路（$L_3 \sim S_1$）减压融合内固定术后 1 年余，再次出现右下肢麻木疼痛 40 余天。既往有高血压病史，胆囊切除病史。

2. 查体　步入病房，轻度跛行，脊柱及四肢无明显外观畸形，腰骶部手术切口愈合良好。腰椎屈伸活动受限，左下肢活动大致正常，右下肢直腿抬高试验 60° 阳性，加强试验阳性。右下肢后外侧皮肤感觉轻度减弱，余部位感觉大致正常。双下肢肌力 4 ~ 5 级。双侧腱反射减弱。病理征未引出。

3. 影像学检查　X 线提示 $L_3 \sim S_1$ 内固定术后改变，轻度脊柱侧弯（图 6-5）。CT 及 MRI 提示 $L_3 \sim S_1$ 内固定术后改变，L_5/S_1 椎间盘右侧突出（图 6-6）。

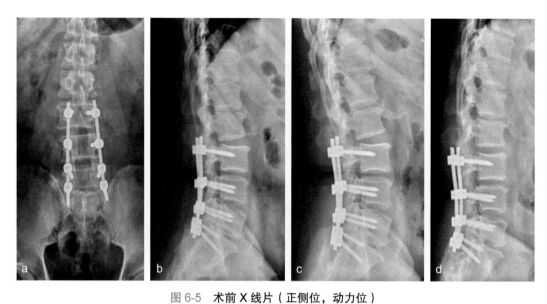

图 6-5　术前 X 线片（正侧位，动力位）

a、b. 提示髂嵴偏高，考虑侧方经椎间孔入路手术导致通道置入困难，操作空间受限；c、d. 动力位片提示 $L_{2/3}$ 节段不稳，考虑患者无明显腰背疼痛，暂不处理

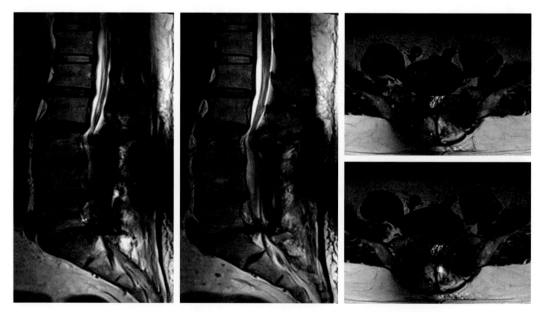

图 6-6　术前 MRI 提示 $L_3 \sim S_1$ 内固定术后，L_5/S_1 椎间盘右侧突出

4. 术前诊断　腰椎间盘突出症（L_5/S_1），腰椎后路减压融合内固定术后（$L_3 \sim S_1$），胆囊切除术后，高血压病。

【病例分析】患者腰椎术后 1 年余，再次出现右下肢麻木疼痛，结合患者症状及影像学检查结果，判断此次症状为 L_5/S_1 椎间盘右侧突出压迫神经根所致，此次手术目标为摘除突出椎间盘，解除神经压迫。患者腰椎术后解剖结构破坏且瘢痕形成，再次行后入路手术困难；而其术前 X 线提示髂嵴偏高，侧方经椎间孔入路手术由于髂嵴遮挡导致通道植入困难，操作空间受限，难以很好地完成突出间盘组织的切除和神经根减压等操作。针对该情况，可选择 Ⅰ 型 VBE 减压工作套管配合常规椎间孔镜进行成形，通过 VBE 背侧的小通道使用镜下磨钻，直接对椎间孔背侧结构进行成形操作，有效地扩大手术操作范围，充分显露术野，彻底摘除突出的椎间盘组织、松解压迫的神经根。

【手术要点】可先按照传统单孔单通道椎间孔镜侧入路技术进行定位、穿刺等操作，初步确定穿刺位点满意后放置常规工作通道，内镜下使用射频电极及镜下髓核钳清理软组织，辨识骨性解剖结构，配合镜下环锯进行初步椎间孔成形。部分进入椎管后更换 Ⅰ 型 VBE 减压工作套管，通过背侧小通道置入镜下高速磨钻，进行椎间孔背侧扩大成形术，配合镜下髓核钳充分显露椎管内结构，摘除突出的椎间盘组织，松解神经根（图 6-7）。

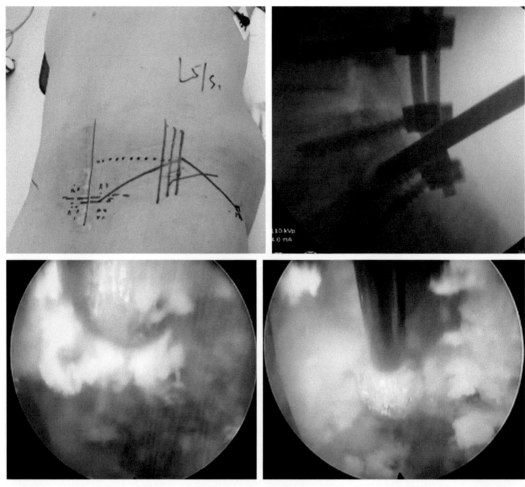

图 6-7　使用 I 型 VBE 双通道，经背侧小通道使用镜下高速磨钻，完成椎间孔背侧扩大成形操作

第二节　V 形双通道脊柱内镜腰椎融合术

　　VBE 腰椎融合技术是基于 VBE 内镜系统的一种新的内镜下腰椎间融合技术，其手术入路近似于 MIS-TLIF 手术，该技术通过切除部分关节突，经 Kambin 三角直接进入椎间盘，其手术路径直接、快速，对硬膜囊及神经根骚扰小，并且手术全程在 VBE 内镜监视下进行，无须反复透视，手术安全可靠、简单易行。其主要的适应证包括侧方狭窄为主的腰椎管狭窄症、腰椎滑脱症、腰椎不稳症及需行融合术的复发性腰椎间盘突出症等。

一、VBE 腰椎融合术用于腰椎管狭窄症

✓ 病例 1

【摘要】患者约 3 年前出现腰部疼痛，行走 300m 左右即出现臀部酸痛不适，右侧较重，休息可缓解。6 个月前症状加重，跛行距离 100m。非手术治疗 3 个月，自觉症状无明显改善。术前 MRI 检查提示为 $L_{4/5}$ 右侧旁中央型突出，相应平面硬膜囊及神经根受压，右侧侧隐窝狭窄。经评估后行"全身麻醉下 VBE 内镜下减压椎间植骨融合经皮内固定术"。

【病例信息】

1. 病史　患者，男性，55 岁，工人。腰痛伴右下肢疼痛 3 年，加重 6 个月，伴间歇性跛行。既往体健。

2. 查体　跛行入病房，脊柱外观无明显畸形，生理性弯曲存在。腰椎屈伸活动受限且可诱发疼痛。右踇背伸肌力 3 ～ 4 级，后外侧皮肤感觉麻木减退，左下肢正常。右下肢直腿抬高试验 60° 阳性。双膝反射正常，双下肢跟腱反射正常，病理征未引出。

3. 影像学检查　CT 及 MRI 提示腰椎 $L_{4/5}$ 椎间盘右侧旁中央型突出，右侧侧隐窝狭窄，右侧神经根受压（图 6-8 ～图 6-11）。

4. 术前诊断　腰椎管狭窄症（$L_{4/5}$），腰椎间盘突出症（$L_{4/5}$）。

【病例分析】患者为 $L_{4/5}$ 右侧侧隐窝狭窄合并侧方的突出，患者间歇性跛行症状出现时间比较早，结合年龄、椎间盘退变明显，考虑单纯行椎间孔镜减压手术远期疗效不确切。患者诉求是微创手术治疗，这种情况下行 VBE 内镜下减压椎间植骨融合经皮内固定术是合适的选择。既可以将手术创伤降到最低，同时能够保证远期的确切疗效。

【手术要点】对于以侧方狭窄为主的患者，需要分析导致狭窄的解剖学因素，该例患者主要是上关节突增生内聚及腹侧椎间盘的侧方突出导致狭窄，因此术中在行环锯关节突切除时无须特别靠近中央，只需将上关节突切除，同时进行腹侧椎间盘的摘除，即可达到减压的目的。在实际手术操作过程中，在关节突切除时，由于相对靠外侧，可能并没有打开中央椎管，行走根和硬膜囊也并未显露，此时可以考虑先行椎间融合的步骤，这样非常安全，不会损伤内侧神经和硬膜囊，也无须神经挡片遮挡神经，操作方

便，待融合步骤结束后，再进行探查减压，根据需要可向内适当咬除椎板、黄韧带，探查行走根和硬膜囊，并行腹侧椎间盘的切除减压（图 6-12）。

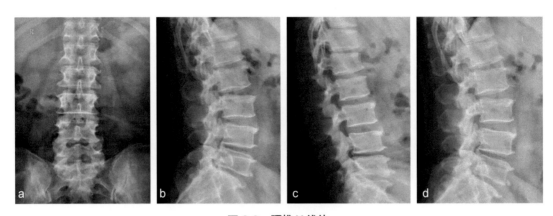

图 6-8　腰椎 X 线片
a、b. 腰椎退变，$L_{4/5}$、L_5/S_1 节段椎间隙变窄，关节突关节增生；c、d. 动力位片提示 $L_{3/4}$ 轻度不稳

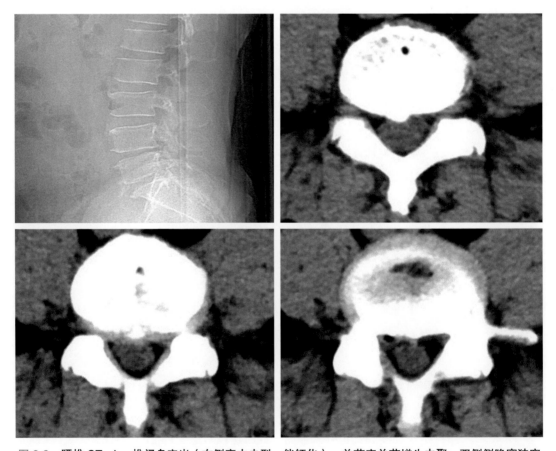

图 6-9　腰椎 CT：$L_{4/5}$ 椎间盘突出（右侧旁中央型，伴钙化），关节突关节增生内聚、双侧侧隐窝狭窄

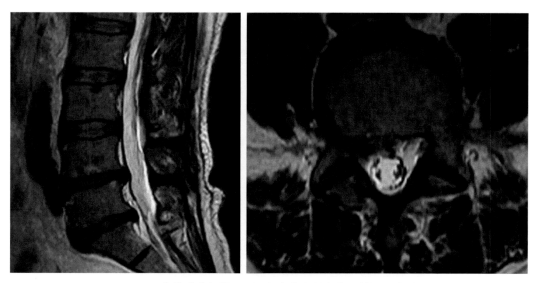

图 6-10　术前磁共振提示 L$_{4/5}$ 右旁中央型突出，并侧隐窝狭窄

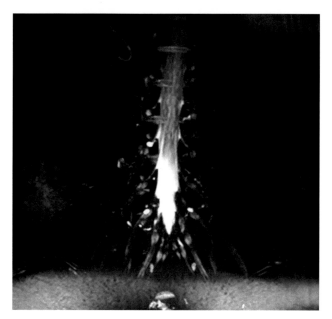

图 6-11　术前 MRN 影像，神经根无变异

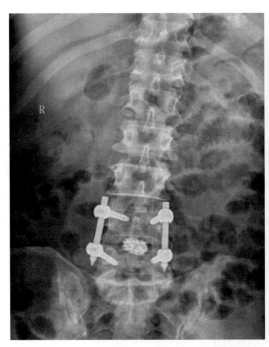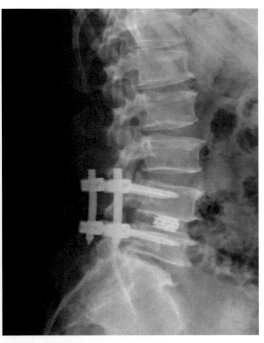

图 6-12　术后 3 天 X 线影像，提示钉棒位置良好，融合器深度合适

✓ 病例 2

【摘要】患者反复腰痛 3 个月余，近 1 个月来加重并出现右下肢麻木疼痛，行走后症状明显，休息后部分缓解。术前 MRI 检查提示为 $L_{4/5}$ 右侧突出，合并椎管狭窄。经评估后行"全身麻醉下 VBE 内镜下减压椎间植骨融合经皮内固定术"。

【病例信息】

1. 病史　患者男性，67 岁，退休。腰痛 3 个月，加重伴右下肢疼痛麻木 1 个月。既往糖尿病病史 1 年，口服药物控制良好。

2. 查体　脊柱外观无畸形，腰椎屈伸活动受限，右小腿、右足皮肤感觉减退，右踇背伸肌力 4 级，其余双下肢肌力 5 级。右下肢直腿抬高试验 50° 阳性。双膝反射、双侧跟腱反射正常，病理征未引出。

3. 影像学检查　CT 及 MRI 提示腰椎 $L_{4/5}$ 节段椎间盘右侧突出，相应节段椎管狭窄，右侧神经根受压（图 6-13 ～图 6-16）。

4. 术前诊断　腰椎间盘突出症（$L_{4/5}$），腰椎管狭窄症（$L_{4/5}$），糖尿病。

【病例分析】 该患者为 $L_{4/5}$ 椎间盘突出合并椎管狭窄，从术前 CT 及 MRI 来看，患者右侧的关节突增生明显，加之前方的突出，导致了侧方椎管的狭窄，并引起相应症状。虽然可以考虑行单纯经椎间孔入路内镜下椎间盘切除术，但是考虑到患者的年龄及自身诉求远期的确切疗效，因此予以行 VBE 内镜下减压椎间植骨融合经皮内固定术。以一侧侧方狭窄为主的腰椎管狭窄症是 VBE 腰椎融合术比较好的适应证。

【手术要点】术前需要仔细观察关节突关节的宽度、关节方向及腰骶椎移行的情况，从而规划好旁开距离及环锯切除关节突关节的方向，若旁开距离过大、环锯向腹侧倾斜，则可能损伤内侧硬膜囊和行走根，若旁开距离过小、环锯向背侧倾斜，则可能切除的关节突骨质较少，并且有可能损伤出行根。因此在环锯切除关节突的步骤时，可以适当辅以 X 线透视，确保正位上环锯内侧不超过椎弓根投影的内缘，侧位上环锯外侧不超过关节突前缘。在上述位置时，即使关节突骨块没有被完全锯断或者被内螺纹环锯带出，也建议停止环锯操作，改为内镜直视下，使用半螺纹环锯、镜下弧形骨凿、髓核钳、枪钳等工具，将骨块取出，从而避免神经损伤风险（图 6-17）。

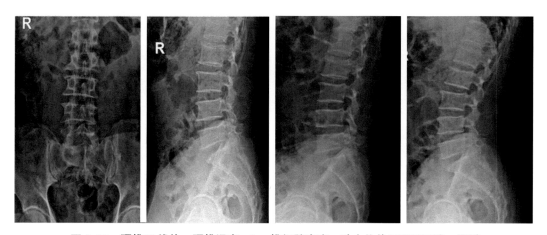

图 6-13　腰椎 X 线片：腰椎退变，$L_{4/5}$ 椎间隙变窄，动力位片无明显不稳、滑脱

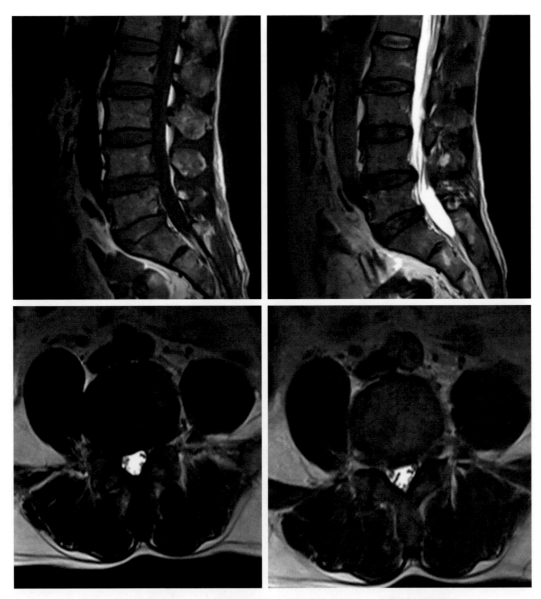

图 6-14　腰椎 MRI：$L_{4/5}$ 椎间盘突出（右侧旁中央型），右侧神经根受压

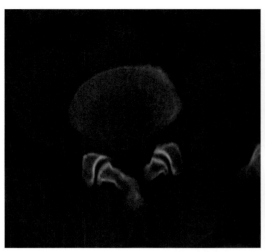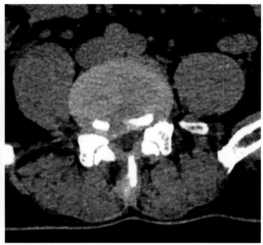

图 6-15　腰椎 CT：$L_{4/5}$ 椎间盘突出，关节突关节增生、内聚，右侧神经根出口狭窄

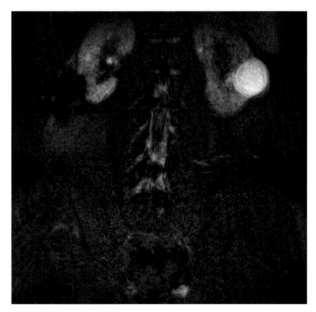

图 6-16　腰椎 MRN：腰椎神经根走行无变异

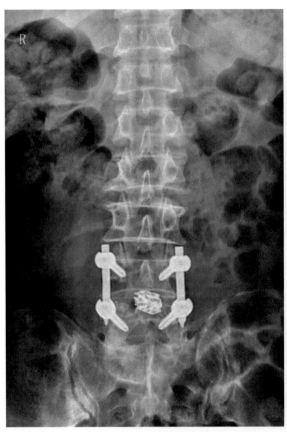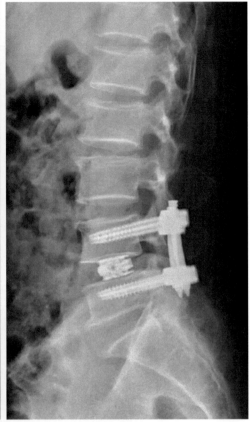

图 6-17　术后腰椎正侧位 X 线片：内固定位置良好，融合器深度满意

✓ 病例 3

【摘要】患者 10 余年前无明显诱因出现腰背部疼痛，1 年前出现双下肢疼痛、麻木，主要为小腿外侧疼痛及左足麻木，休息稍好转。1 个月来患者疼痛、麻木症状加重，腰椎 MRI 示：腰椎椎管狭窄（$L_{4/5}$），L_4 椎体轻度滑脱（Ⅰ度）。经评估后行"全身麻醉下 VBE 内镜下减压椎间植骨融合经皮内固定术"。

【病例信息】

1. 病史　男性患者，71 岁，退休人员。腰痛十余年，双下肢疼痛、麻木 1 年，加重 1 个月。既往合并房性期前收缩。

2. 查体　脊柱生理弯曲存在，腰椎棘突旁压痛、叩击痛阳性，左下肢直腿抬高试验 60°阳性。双下肢皮肤感觉减退。双下肢肌力：髂腰肌肌力左 4 级，右侧 4 级；股四头肌肌力左 4 级，右 4 级。胫骨前肌肌力左侧 4 级，右侧 5 级；踇背伸肌肌力左侧 4 级，右侧 5 级。双膝反射、跟腱反射减弱，病理征未引出。

3. 影像学检查　CT 及 MRI 提示 L$_{4/5}$ 椎管狭窄，L$_4$ 椎体轻度滑脱，未见峡部裂。MRN 未见明显神经根走行变异（图 6-18～图 6-21）。

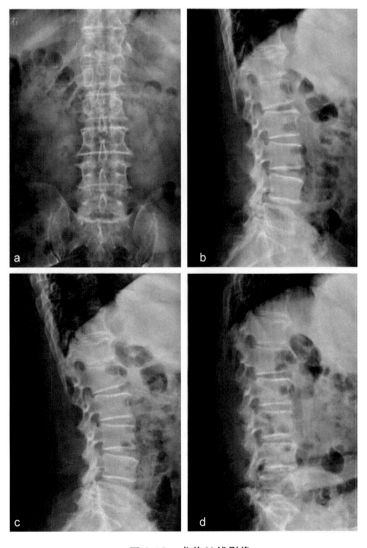

图 6-18　**术前 X 线影像**
a、b. 正侧位 X 线片提示 L$_4$ 向前 I 度滑移；c、d. 动力位 X 线片提示 L$_4$ 滑脱、不稳

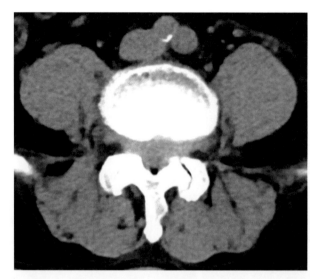

图 6-19 术前 CT 横切位影像：
L₄ "双边征"

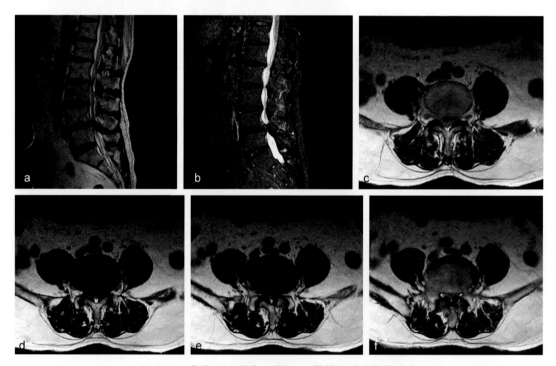

图 6-20 术前 MRI 影像：提示 L₄ 椎体滑脱伴椎管狭窄

4. 术前诊断　腰椎管狭窄症（L$_{4/5}$），L$_4$ 椎体滑脱（Ⅰ度），房性期前收缩。

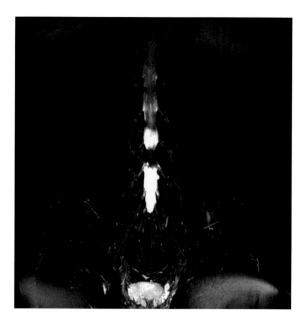

图 6-21　术前 MRN 影像：提示腰椎神经根走行正常

【病例分析】该患者主要表现为椎管狭窄的症状，分析其狭窄的原因，主要为上位椎体的轻度滑脱、椎间盘突出，以及后方双侧下关节突的卡压。由于患者是双侧跛行的症状，同时影像学检查也提示双侧狭窄，因此需要行双侧减压。对于此类情况，可以从一侧行 VBE 减压融合，另一侧使用常规单通道内镜下可视环锯进行减压，从而在实现镜下椎间融合的同时完成双侧的减压。

【手术要点】由于 VBE 工作套管的上方大通道为圆形，用于关节突切除的大直径环锯也是圆形，因此切除上关节突后残余的根部也呈圆弧形与椎板延续，在探查减压时，需要使用枪钳对侧隐窝方向进一步减压，以确保减压彻底。对于双侧侧方狭窄的患者，建议另一侧使用常规单通道内镜进行减压，而不是使用单侧入路双侧减压的方法，因为那样增加了不必要的硬膜囊背侧的显露，从而增加术后积血对硬膜囊的刺激，以及术后远期硬膜囊粘连的发生。同时，在设备条件允许的情况下，一侧行 VBE 减压融合，对侧行可视化环锯减压，两个操作可以由 2 位术者同时进行，2 把内镜、2 个摄像显示系统，互不干扰，因而和只行单侧 VBE 减压融合相比，并不会明显增加手术时间，这也是 VBE 系统的优势之一（图 6-22 ~ 图 6-24）。

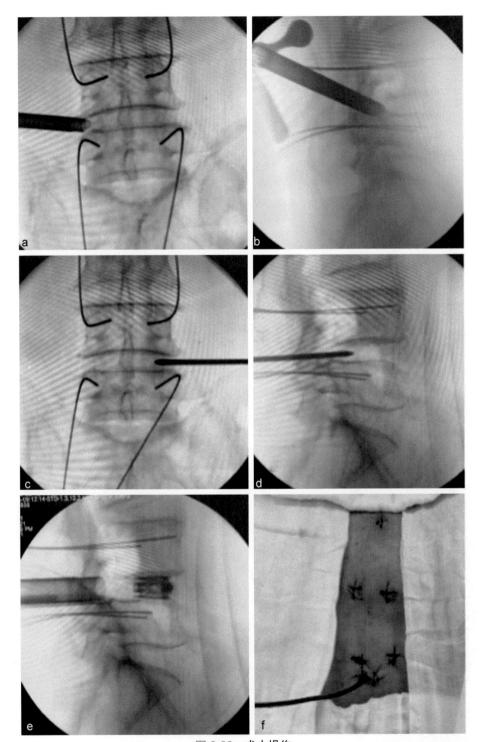

图 6-22 **术中操作**

a. L_4、L_5 经皮置钉；b. 左侧镜下椎间孔成形；c、d. 右侧 VBE 定位椎间隙位置；e. VBE 镜下减压融合；f. 术后切口外观照

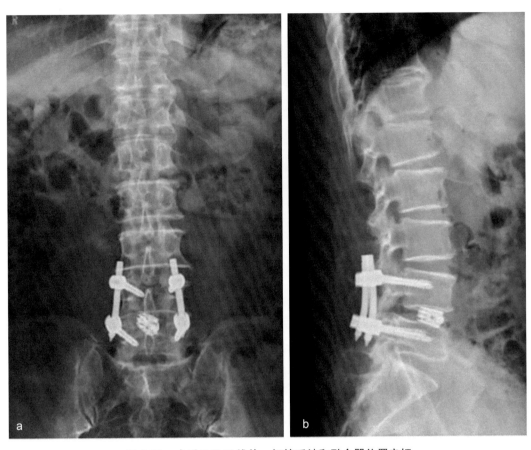

图 6-23　术后 3 天 X 线片，钉棒系统和融合器位置良好

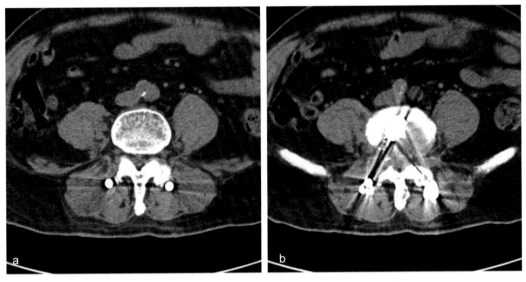

图 6-24　术后 3 天 CT 横切位影像，融合器位置满意

✓ 病例 4

【摘要】患者 5 年前无明显诱因出现腰背部酸痛，保守观察。后症状加重，辗转多家医院就诊，非手术治疗后无明显好转。近半年来症状明显加重，行走 10 余分钟即感腰臀部疼痛难忍，需停下休息。影像学检查提示 $L_{3/4}$、$L_{4/5}$ 腰椎椎管狭窄、L_4 椎体滑脱。经评估后行"全身麻醉下 VBE 内镜下减压椎间植骨融合经皮内固定术"。

【病例信息】

1. 病史　患者女性，73 岁，已退休。反复腰痛 5 年，加重伴腰臀部疼痛半年。

2. 查体　脊柱生理弯曲存在，腰椎棘突旁压痛，无明显叩击痛。双下肢直腿抬高试验阴性，加强试验阴性。双下肢感觉对称正常，双下肢髂腰肌肌力左侧 4 级，右侧 4 级；双侧股四头肌肌力左侧 4 级，右侧 4 级。胫骨前肌肌力左侧 4 级，右侧 4 级；踇背伸肌肌力左侧 5 级，右侧 5 级。腓肠肌肌力左侧 5 级，右侧 5 级。双侧膝反射减弱，双侧跟腱反射减弱。病理征未引出。

3. 影像学检查　X 线、CT 及 MRI 检查提示 $L_{3/4}$、$L_{4/5}$ 腰椎椎管狭窄、L_4 椎体滑脱（图 6-25 ～图 6-27）。

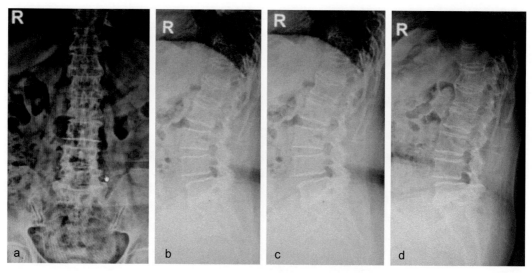

图 6-25　$L_{3/4}$、$L_{4/5}$ 关节突增生、L_4 椎体滑脱

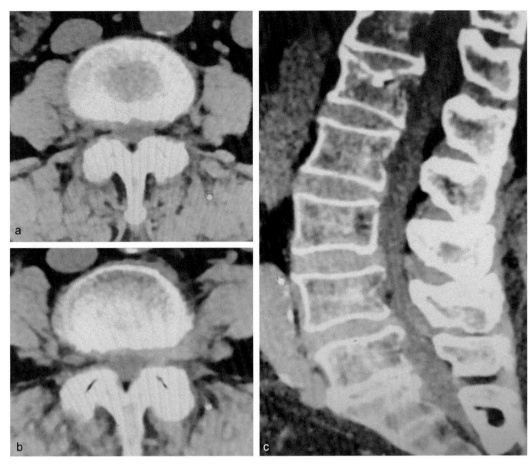

图 6-26　术前 CT 影像：$L_{3/4}$、$L_{4/5}$ 腰椎椎管狭窄

4. 术前诊断　腰椎管狭窄症（$L_{3/4}$、$L_{4/5}$），L_4 椎体滑脱。

【病例分析】该患者存在 $L_{3/4}$、$L_{4/5}$ 两个节段的狭窄，主要是由于上位椎节的下关节突结构发育欠佳，有相对往前滑移的趋势，导致椎管的相对狭窄，尤其是在脊柱运动、负重情况下，狭窄情况会加重。因此对于这类患者而言，解除下关节突的卡压是手术的关键，一方面可以通过关节突切除减压，另一方面通过椎间隙的撑开、椎间植骨融合，从而实现间接减压及脊柱的稳定。

【手术要点】对于双节段的 VBE 腰椎融合术，也像双节段 MIS-TLIF 一样，只需要一个切口，然后调整 VBE 工作套管的方向，经过不同的肌肉间隙到达相应节段的关节突，便可以对邻近的双节段腰椎间隙进行融合手术操作，具有手术操作效率高、创伤小等特点，并且在熟练掌握的情况下，其手术时间不会比 MIS-TLIF 长（图 6-28 ～图 6-33）。

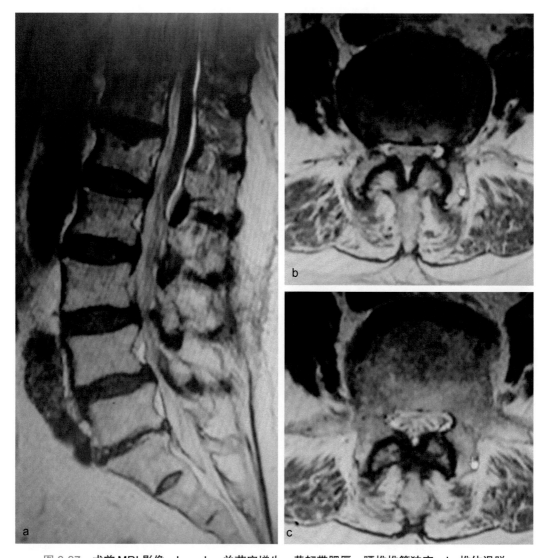

图 6-27　术前 MRI 影像：$L_{3/4}$、$L_{4/5}$ 关节突增生、黄韧带肥厚、腰椎椎管狭窄、L_4 椎体滑脱

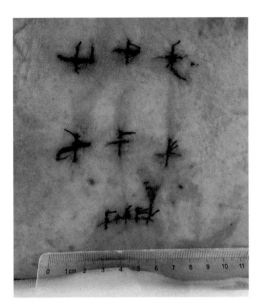

图 6-28 手术切口照片，只需要一个切口，然后调整 VBE 工作套管的方向，经过不同的肌肉间隙到达相应节段的关节突，便可以对邻近的双节段腰椎间隙进行融合手术操作

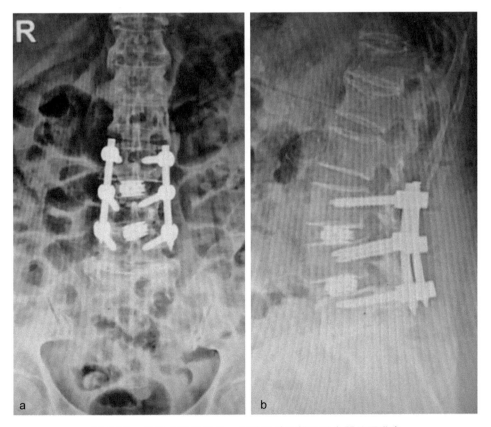

图 6-29 术后 4 天 X 线片：钉棒系统和椎间融合器位置满意

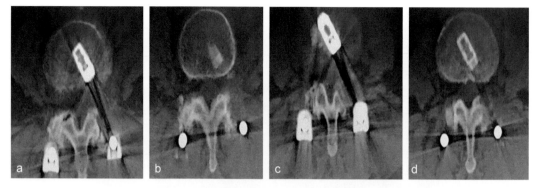

图 6-30　术后 4 天 CT 横切位影像：内固定位置良好，减压满意

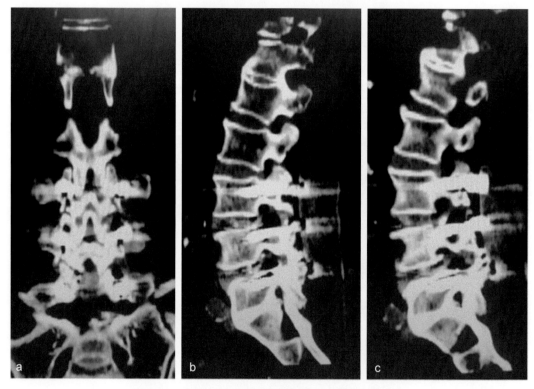

图 6-31　术后 4 天 CT 矢状位影像：L₄ 滑脱复位满意

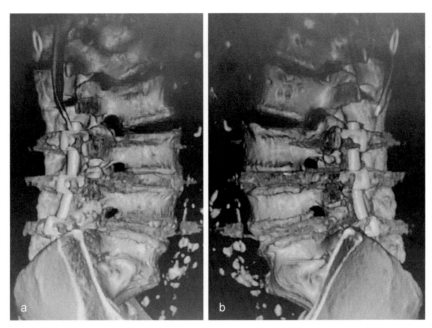

图 6-32　术后 4 天 CT 三维重建影像：术后腰椎生理曲度恢复良好

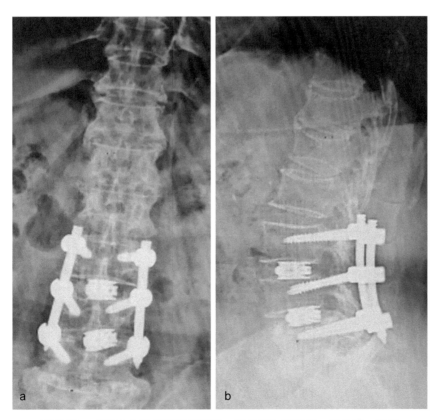

图 6-33　术后 3 个月复查 X 线影像：内固定位置良好，无松动、移位

二、VBE 腰椎融合术用于腰椎滑脱症

【摘要】患者腰痛伴双下肢麻痛 1 年余，站立或行走后明显，症状逐渐加重，非手术治疗无效。术前 X 线片、CT 及 MRI 检查提示为 L_4 椎体 I 度滑脱。经评估后行"全身麻醉下 VBE 内镜下减压椎间植骨融合经皮内固定术"。

【病例信息】

1. 病史　患者女性，74 岁，已退休。持续腰痛伴双下肢麻痛 1 年余。既往"系统性红斑狼疮"病史，长期服用醋酸泼尼松龙片。

2. 查体　步入病房，胸椎轻度后凸，腰椎生理曲度存在，腰椎压叩痛阳性，屈伸活动受限，双下肢痛感觉轻度减退，双下肢踇背伸肌肌力左侧 3 级，右侧 4 级，其余肌力正常。双下肢直腿抬高试验阴性。双侧膝反射减弱，双侧跟腱反射减弱。病理征未引出。

3. 影像学检查　腰椎 X 线、CT 及 MRI 提示腰椎 L_4 椎体向前滑移，关节突关节增生内聚，黄韧带增生肥厚，椎管狭窄（图 6-34～图 6-37）。

4. 术前诊断　腰椎滑脱症（L_4/ I 度），骨质疏松症，系统性红斑狼疮。

【病例分析】患者持续性腰痛伴双下肢麻痛，根据查体及影像学检查，考虑 L_4 滑脱合并关节突关节增生、黄韧带肥厚导致 $L_{4/5}$ 椎管狭窄。由腰椎滑脱引起的症状主要原因包括节段性不稳及滑脱继发的退行性改变，需要仔细分析症状来源的主要因素，如果主要是滑脱不稳导致，则通过复位、固定融合，即可达到治疗要求；如果合并有关节增生、黄韧带增生、椎间盘突出等物理性致压因素，则需要进一步做局部的减压操作。术前应该详细询问病史、查体，仔细阅读影像学资料并进行分析，制订手术计划。

【手术要点】该患者骨质疏松，经皮置钉过程中注意定位准确，避免反复调整导致术后螺钉松动，把持力减弱；同时可以选择骨水泥强化的椎弓根螺钉。在微创处理椎间隙过程中，注意保护终板，避免暴力操作导致终板骨质损伤，造成后期融合器塌陷、移位等。对于滑脱程度不重的患者，可以通过融合器撑开及弯棒提吊，即可完成复位（图 6-38）。

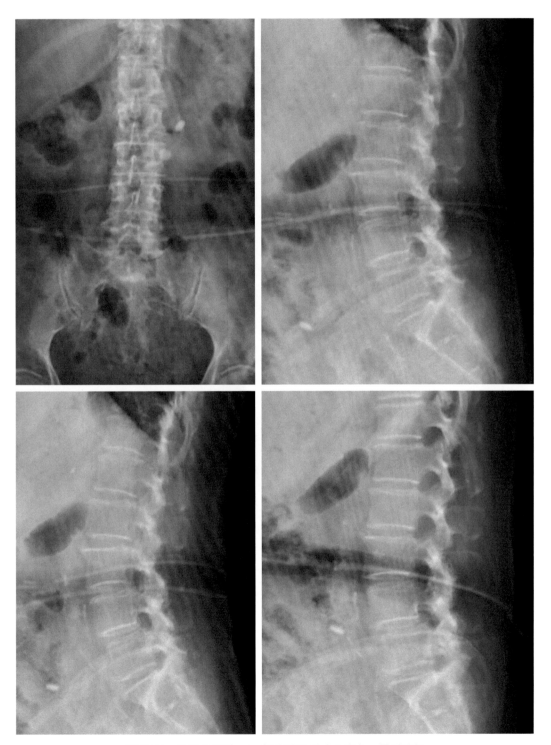

图 6-34　腰椎 X 线片：L_4 椎体前滑脱（Ⅰ度），骨质疏松

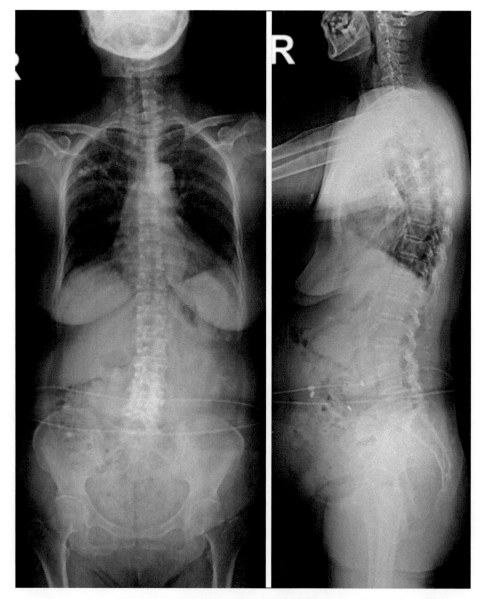

图 6-35　站立位全脊柱 X 线片示躯干倾斜，腰椎退变性侧弯，L_4 向前 I 度滑移

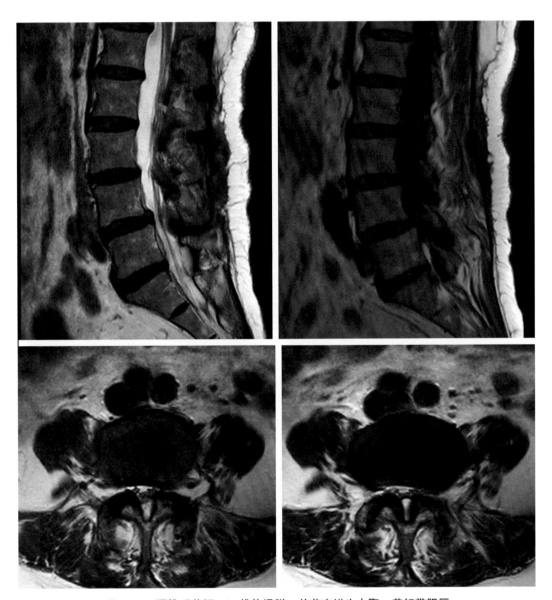

图 6-36　腰椎磁共振：L₄ 椎体滑脱，关节突增生内聚、黄韧带肥厚

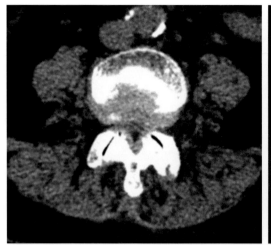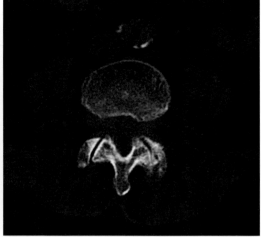

图 6-37　腰椎 CT：$L_{4/5}$ 椎管狭窄，L_4 椎体前滑脱

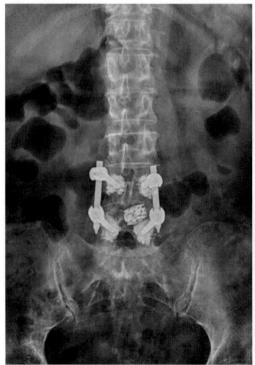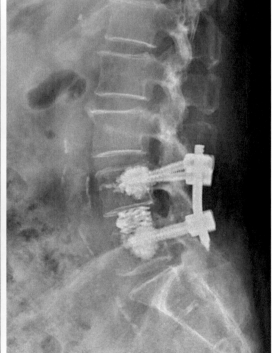

图 6-38　术后腰椎正侧位 X 线片：该患者骨质疏松，选择骨水泥强化的椎弓根螺钉

✓ 病例 6

【摘要】患者因腰骶部疼痛伴双下肢疼痛麻木 1 年，加重 3 个月就诊。术前影像学检查提示 L_5 椎体前滑脱（Ⅰ度）、腰椎椎管狭窄。经评估行"全身麻醉下 VBE 内镜下减压椎间植骨融合经皮内固定术"。

【病例信息】

1. 病史　男性患者，59 岁，工人。腰骶部疼痛伴双下肢疼痛麻木 1 年，加重 3 个月。既往体健。

2. 查体　脊柱生理弯曲存在，腰骶部轻度疼痛。双下肢大腿外侧、小腿、足背、足底疼痛伴麻木，以右下肢为重。左下肢直腿抬高试验 60° 阳性，加强试验阳性；右下肢直腿抬高试验 30° 阳性。双下肢髂腰肌肌力左侧 5 级，右侧 4 级；余肌力大致正常。双下肢腱反射存在，病理征未引出。腰痛 VAS 评分 7 分，右下肢 VAS 评分 4 分。

3. 影像学检查　X 线（图 6-39）提示 L_5 椎体前滑脱（Ⅰ度）；腰椎 CT 及 MRI：L_5 椎体前滑脱（Ⅰ度）、腰椎椎管狭窄、腰椎间盘突出（L_5/S_1）。

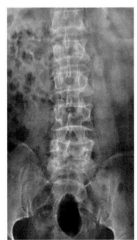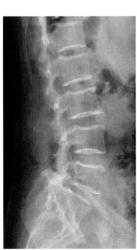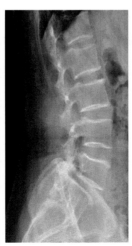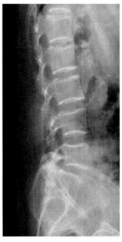

图 6-39　术前 X 线提示 L_5 椎体前滑脱（Ⅰ度），腰椎轻度退变性侧弯

4. 术前诊断　腰椎滑脱症（L_5/Ⅰ度）、腰椎管狭窄、腰椎间盘突出（L_5/S_1）。

【病例分析】患者腰椎滑脱诊断明确，症状表现为慢性腰骶部疼痛、双下肢神经根刺激症状，需手术解除神经压迫，重建节段稳定性。该患者可选择常规 MIS-TLIF 等微创手术方式，也可选择 VBE 镜下腰椎椎间融合手术，尽量减少局部软组织损伤及骨性结构破坏。从腰椎动力位分析，患者节段性不稳，由此也能判断其复位并不困难，两侧的关节突关节应该没有自发融合迹象，因此仅需从一侧进行 VBE 操作应该就能实现较好的复位及固定融合。

【手术要点】该例患者存在腰骶部移行椎，手术节段可以认为是 L_5/S_1，在行 VBE 腰椎融合手术时要考虑到髂嵴的因素。由于工作套管需要平行于椎间隙放置以利于融合器置入，如果旁开距离较大则很可能为髂嵴所阻挡，因此，对于 L_5/S_1 病例，术前需要仔细阅读分析影像学资料，规划工作套管放置路径。对于髂嵴比较高的病例，可以适当减小旁开距离，但是需将工作套管紧贴关节突外侧，以避免环锯靠外、关节突骨质锯除较少。必要时可以将固定工作套管的穿刺导针拔出，手动将工作套管平行内移，再置入环锯，从而靠内切除更多的关节突骨质，避免融合器置入时偏向手术侧。使用环锯等工具一次切除关节突关节以后，可以在镜下观察显露出来的椎间盘的内外宽度，以评估其宽度是否可以置入椎间融合器。可以将融合器试模通过上方工作通道伸入，如果内侧有骨性结构遮挡，将工作套管前端往外移动，当试模能够避开内侧骨性结构遮挡并抵达椎间盘时，提前观察靠外侧的工作套管 U 形尖端是否已经偏外侧，并有可能损伤出行神经根。如出现上述情况则说明行椎间融合操作的空间不够，需要使用半环锯或枪钳等工具将内侧骨质切除更多，以获得更多的内侧空间（图 6-40）。

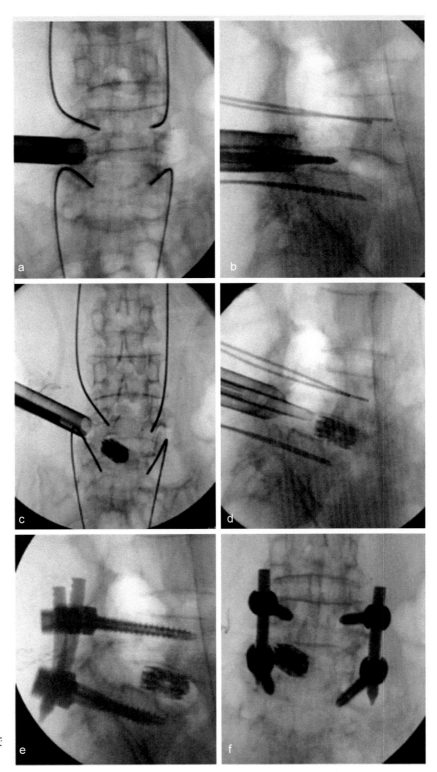

图 6-40　术中操作
a、b. 经皮经椎弓根放置导丝，放置工作通道；c、d. 内镜下减压、椎间置入融合器；e、f. 经皮置钉安装钛棒

病例 7

【摘要】患者 1 年前因"跌跤"致双下肢疼痛，行走 300m 后出现臀部酸痛不适，右侧较重，休息后缓解。1 个月前症状加重，行走 100m 左右即出现双下肢麻木，休息后好转。影像学检查提示 L₄ 椎体前滑脱（Ⅰ度）、腰椎椎管狭窄。经评估后行"全身麻醉下 VBE 内镜下减压椎间植骨融合经皮内固定术"。

【病例信息】

1. 病史　患者女性，70 岁，已退休。"跌跤"后双下肢疼痛、间歇性跛行 1 年，加重 1 个月余。既往合并重度骨质疏松病史。

2. 查体　脊柱生理弯曲存在，腰椎棘突旁压痛、叩击痛。双侧直腿抬高试验阴性。双足皮肤感觉减退。双下肢髂腰肌肌力左侧 5 级，右侧 5 级；双侧股四头肌肌力左侧 3 级，右侧 3 级。胫骨前肌肌力左侧 3 级，右侧 3 级；腓肠肌肌力左侧 3 级，右侧 3 级；姆背伸肌肌力左侧 5 级，右侧 5 级。双膝反射、跟腱反射减弱。病理征未引出。

3. 影像学检查　CT 及 MRI 提示 L₄ 椎体前滑脱（Ⅰ度）、腰椎椎管狭窄，MRN 未见明显神经根走行变异（图 6-41～图 6-43）。

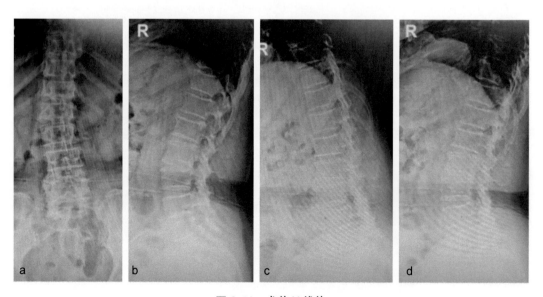

图 6-41　术前 X 线片

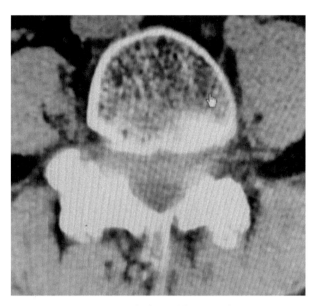

图 6-42　术前 CT 横切位影像

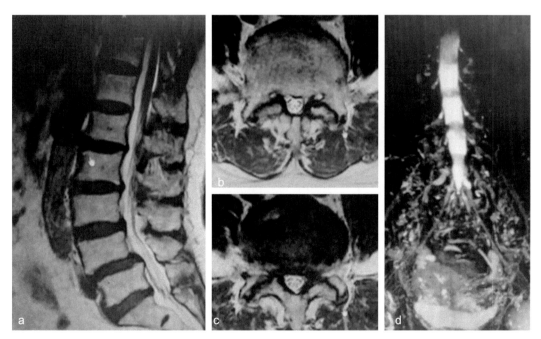

图 6-43　术前 MRI 及 MRN 影像

a ～ c. MRI 矢状位及冠状位片；d. MRN 影像未见解剖变异

4. 术前诊断　腰椎滑脱症（L₄/ Ⅰ 度）；腰椎椎管狭窄；骨质疏松。

【病例分析】该患者主要为 L₄ 椎体滑脱，相应节段椎管狭窄，右侧症状为重，可从右侧行 VBE 腰椎减压融合术。患者合并骨质疏松，可以予以骨水泥强化的椎弓根螺钉。

【手术要点】从术前CT观察，该患者由于L$_4$椎体滑脱、节段不稳，关节突关节代偿性增生，以右侧为明显。对于这类关节突关节明显增生、肥大的患者，穿刺导针不一定能够顺利沿关节突腹侧穿刺进入椎间盘从而起到引导、固定工作套管的作用，此时可以将穿刺导针前端略偏向尾端，固定在下位椎体后上缘骨质中，引导工作套管置入后，可以将工作套管沿穿刺导针做顺 / 逆时针旋转后再置入环锯，以避免环锯偏尾端锯入、破坏椎弓根。由于关节突关节增生增大，若环锯一次切除骨质较少，可以再次将工作套管内移，二次切除更多骨质，以获得足够的空间用于椎间融合操作（图 6-44、图 6-45）。

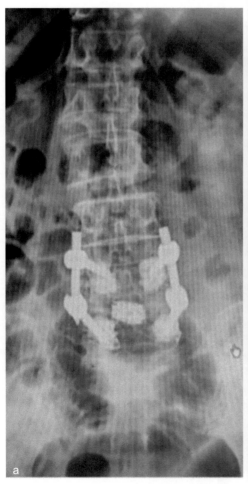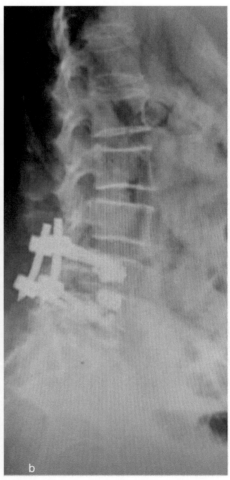

图 6-44　术后 3 天腰椎 X 线片

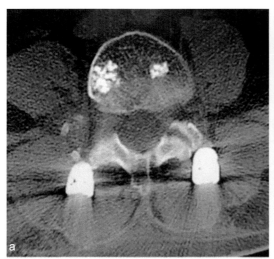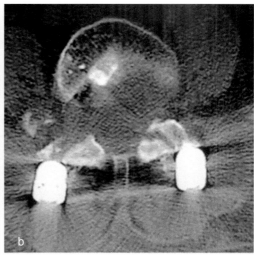

图 6-45　术后 3 天腰椎 CT 横切位影像

三、VBE 腰椎融合术用于腰椎不稳症

✓ 病例 8

【摘要】患者反复腰痛 2 年余，劳累后症状明显加重。腰椎 X 线片、CT 及 MRI 检查提示为 L_4 椎体不稳，$L_{4/5}$ 椎间盘轻度突出。经评估后行"全身麻醉下 VBE 内镜下减压椎间植骨融合经皮内固定术"。

【病例信息】

1. 病史　患者男性，65 岁，已退休。反复腰痛 2 年余。高血压病史多年，服用药物控制情况良好。

2. 查体　步入病房，腰椎生理曲度变直，腰椎屈伸活动受限，双下肢痛感觉未见明显异常，双下肢肌力未见明显减弱。双下肢直腿抬高试验阴性。双膝反射、跟腱反射正常，病理征未引出。

3. 影像学检查　腰椎动力位 X 线片提示 L_4 椎体不稳（图 6-46）。腰椎 CT 及 MRI 提示 $L_{4/5}$、L_5/S_1 节段椎间盘突出，以 $L_{4/5}$ 为重，椎管轻度狭窄（图 6-47、图 6-48）。

4. 术前诊断　腰椎不稳症，腰椎间盘突出，高血压病。

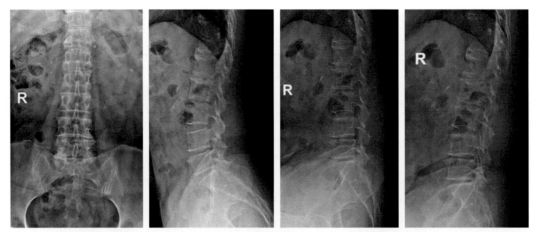

图 6-46　腰椎 X 线片：L_4 椎体不稳，$L_{4/5}$，L_5/S_1 椎间隙变窄

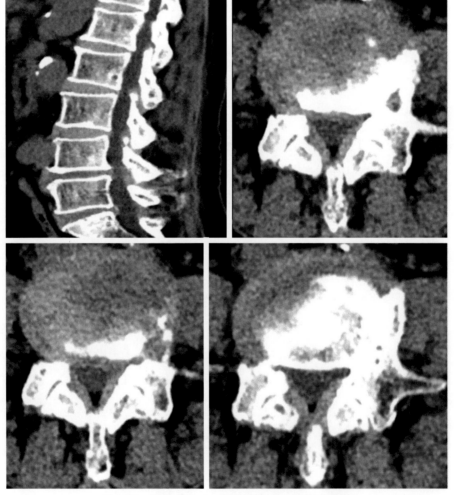

图 6-47　腰椎 CT：$L_{4/5}$ 椎间盘突出，侧隐窝狭窄

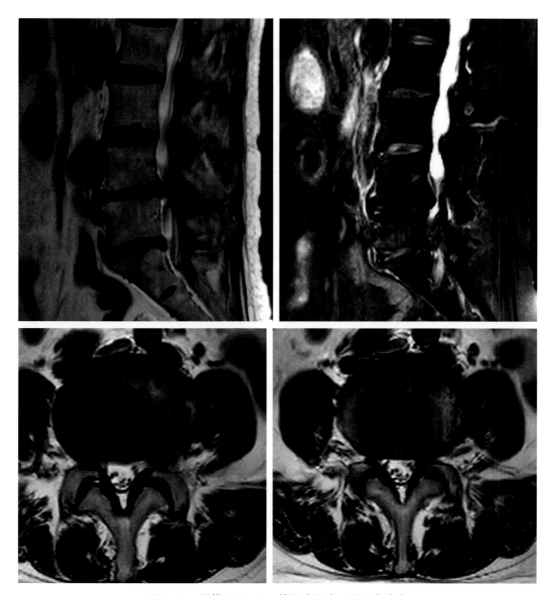

图 6-48　腰椎 MRI：$L_{4/5}$ 椎间盘突出、侧隐窝狭窄

【病例分析】患者反复腰痛，症状表现为劳累后加重、休息后有一定缓解，结合动力位 X 线片、CT 及 MRI 检查，符合腰椎不稳的临床表现，此类患者的治疗以手术固定融合为宜。而对于这类不需要减压的患者，VBE 腰椎融合术是非常适合的术式，甚至可以不打开椎管，直接完成椎间植骨融合经皮内固定术，因此在某种程度上起到了 OLIF 手术的效果。

【手术要点】在环锯切除关节突关节时，不必过多切除内侧的骨质，从而可以在不打开椎管的情况下完成椎间植骨融合，以避免术中积血对硬膜囊的刺激及远期硬膜囊粘连的发生，从而体现出 VBE 内镜系统的优势（图 6-49、图 6-50）。

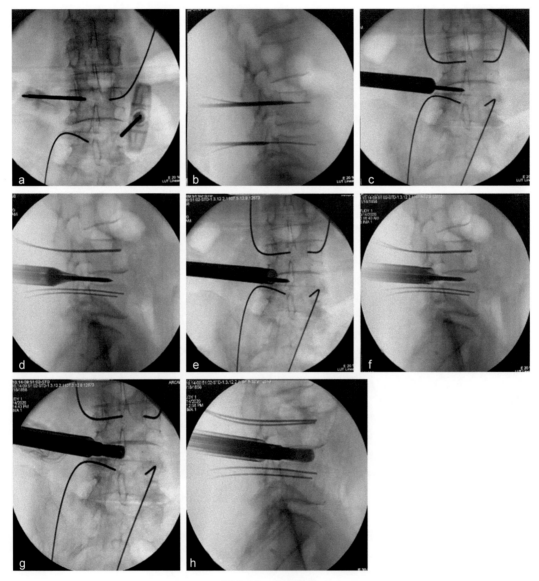

图 6-49　术中操作

a、b. 透视下经皮置入导丝；c、d. 透视下逐级扩张后放置通道；e、f. 镜下椎间孔成形；g、h. 镜下减压并放置椎间融合器

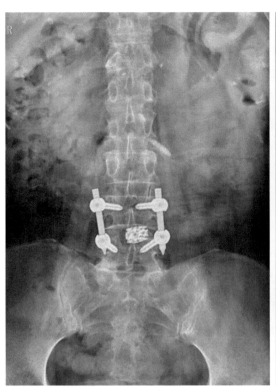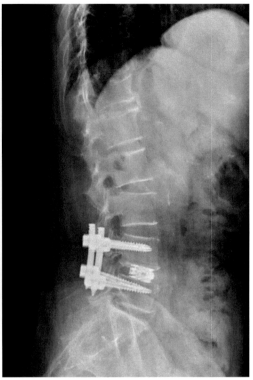

图 6-50　术后 3 天 X 线片钉棒、融合器位置满意

四、VBE 腰椎融合术用于腰椎间盘突出症术后复发

✓ 病例 9

【摘要】患者 20 个月前因腰椎间盘突出症于我院行"经椎间孔入路内镜下椎间盘切除术"，术后原有腰腿痛症状缓解，约 1 个月前再次出现右下肢放射性疼痛，复查 MRI 检查提示原手术节段再次出现椎间盘突出。考虑年龄、退变情况及患者诉求等因素，再次入院予以行"全身麻醉下 VBE 内镜下减压椎间植骨融合经皮内固定术"。

【病例信息】

1. 病史　患者男性，67 岁，已退休。腰椎术后 20 个月，腰痛伴右下肢疼痛 1 个月。既往体健。

2. 查体　步入病房，步态跛行。脊柱外观无畸形，腰椎生理曲度变直，腰椎屈伸活动受限且可诱发疼痛，右下肢轻度跛行，腰椎棘突、棘突旁压痛。右下肢直腿抬高试验 60° 阳性，加强试验阳性。右侧小腿后外侧、足背感觉刺痛减退，双下肢髂腰肌肌力右侧 4 级，左侧 5 级；双侧股四头肌肌力右侧 5 级，左侧 5 级。胫骨前肌肌力右侧 5 级，左侧 5 级；踇背伸肌肌力右侧 4 级，左侧 5 级。双膝反射减弱，双下肢跟腱反射减弱。病理征未引出。

3. 影像学检查　CT 及 MRI 提示 $L_{4/5}$ 椎间盘右侧突出，压迫右侧神经根。MRN 未见明显神经根走行变异（图 6-51 ～图 6-53）。

【病例分析】患者为内镜下椎间盘切除手术后复发，突出偏向一侧，根据术前影像学检查判断同时存在一定程度腰椎不稳，再结合患者年龄及远期疗效的诉求，选择 VBE 减压融合术比较合适。

【手术要点】该患者 $L_{4/5}$ 椎间隙比较窄，使用环锯进行关节突关节切除时，要避免出行根的损伤，一方面可以将穿刺导针固定在下位椎体后上缘骨质内，另一方面尽量靠近尾端并平行于椎间隙放置工作套管。由于患者同一节段、同一部位曾行手术治疗，局部瘢痕和粘连不可避免，因此术中操作需要细致耐心、仔细辨认，避免髓核钳、枪钳的粗暴操作，同时，尽量先从腹侧、盘内进行间接减压，再逐渐往背侧减压，这样较为安全，降低神经损伤概率（图 6-54 ～图 6-57）。

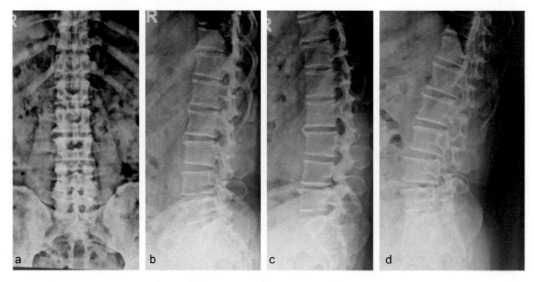

图 6-51　术前腰椎 X 线片：腰椎生理曲度变直，$L_{4/5}$ 椎间隙变窄

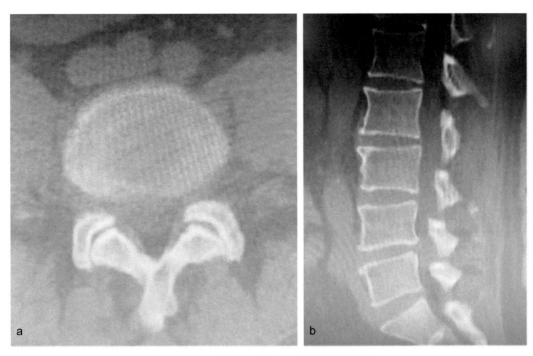

图 6-52　术前 CT 提示巨大腰椎间盘突出

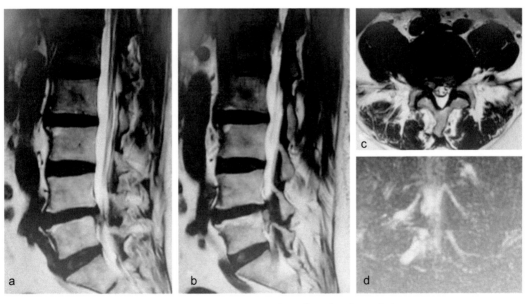

图 6-53　MRI 影像提示 $L_{4/5}$ 椎间盘突出、向下脱垂

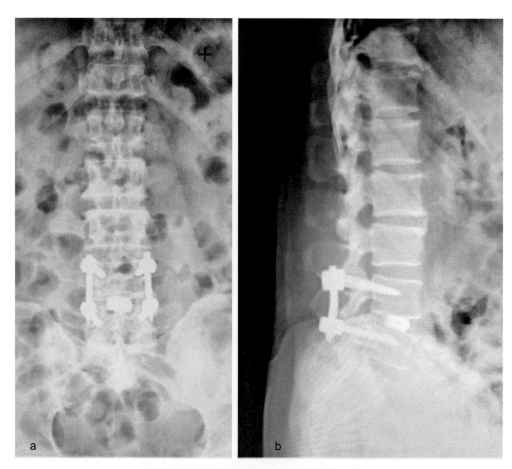

图 6-54　术后 5 天 X 线影像片，钉棒、融合器内固定位置良好

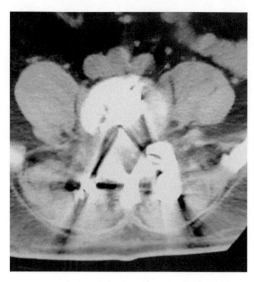

图 6-55　术后 5 天 CT 横切位影像，螺钉、融合器位置良好、减压效果满意

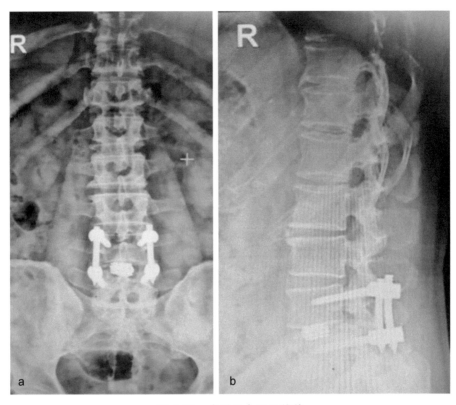

图 6-56　术后 3 个月 X 线片

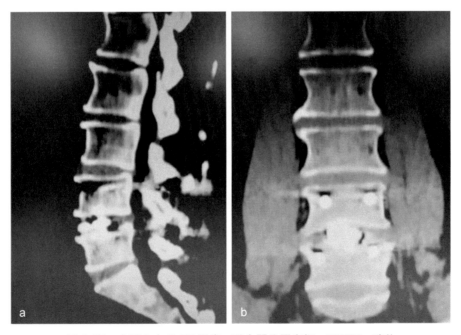

图 6-57　术后 3 个月 CT 影像，融合器位置良好，无下沉、移位

✓ 病例 10

【摘要】患者 4 个月前因 "腰椎间盘突出症（$L_{4/5}$）" 行经椎间孔入路脊柱内镜下腰椎间盘切除术，术后 2 个月，患者自觉腰痛复发，伴左下肢麻木、疼痛，复查 MRI 提示：$L_{4/5}$ 左侧椎间盘突出（巨大型）。患者重度肥胖，体重 110kg，BMI 达 33.9kg/m^2。患者存在较大复发风险，且要求行融合内固定手术，二次入院后行 "全身麻醉下 VBE 内镜下减压椎间植骨融合经皮内固定术"。

【病例信息】

1. 病史　患者男性，30 岁，办公室职员。腰椎间盘突出孔镜术后复发致腰痛伴左下肢麻木、疼痛 2 个月。

2. 查体　脊柱生理弯曲变直，原有手术切口愈合良好，脊柱及四肢无明显畸形。腰椎棘突旁无明显压痛及叩击痛。左下肢小腿腿外侧感觉麻木，余肢体感觉大致正常。左下肢直腿抬高试验 50° 阳性，加强试验阳性，右下肢直腿抬高试验阴性。双下肢髂腰肌肌力左侧 5 级，右侧 5 级；双侧股四头肌肌力左侧 5 级，右侧 5 级。胫骨前肌肌力左侧 3 级，右侧 5 级；蹬背伸肌肌力左侧 5 级，右侧 5 级。腓肠肌肌力左侧 5 级，右侧 5 级。双膝反射正常，双下肢跟腱反射正常。病理征未引出。

3. 辅助检查　腰椎 X 线片示腰椎轻度侧弯、退变（图 6-58）。腰椎 MRI 示：腰椎间盘巨大突出（$L_{4/5}$，左侧）、腰椎管狭窄（$L_{4/5}$）（图 6-59）。

4. 术前诊断　腰椎间盘突出症（$L_{4/5}$，左侧），腰椎管狭窄（$L_{4/5}$），腰椎术后，重度肥胖。

【病例分析】患者重度肥胖，单纯减压复发风险较高，且患者本人要求融合内固定手术。选择开放手术需做长切口，创伤较大；常规 MIS-TLIF 手术工作通道长度有限，操作困难；而 VBE 内镜下椎间融合手术操作可规避通道长度限制，且为术者提供充分、全程的手术视野，在确保手术安全性的同时减少手术创伤。

【手术要点】手术过程中要避免产生神经损害，可以考虑先行椎间融合步骤，然后再将 VBE 内镜换成常规单通道内镜进行精细探查、减压（图 6-60、图 6-61）。

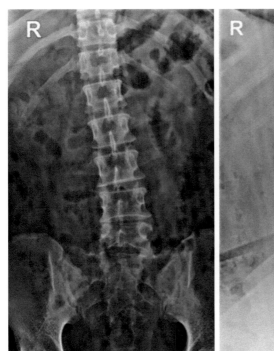
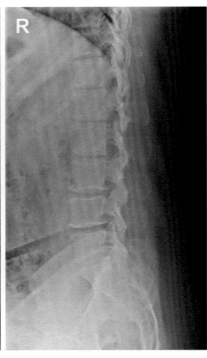

图 6-58　术前 X 线片示腰椎生理曲度变直，疼痛性侧弯

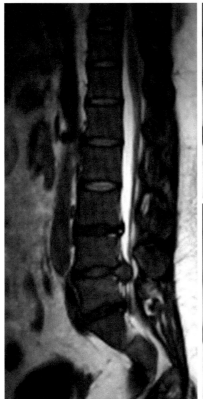
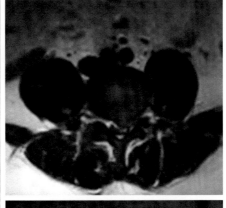
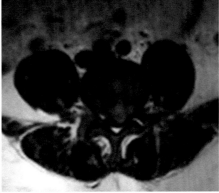

图 6-59　术 前 MRI 示腰椎间盘巨大突出（$L_{4/5}$，左侧）、伴椎管狭窄

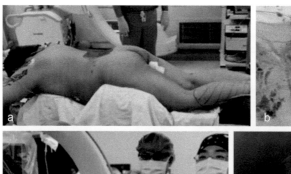

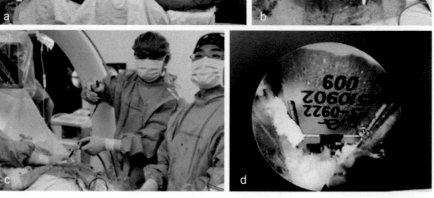

图 6-60　VBE系统用于重度肥胖患者的腰椎椎间融合手术操作
a. 术前定位；b. 放置 VBE 工作套管；c. VBE 系统辅助下手术操作；d. 内镜下置入椎间融合器

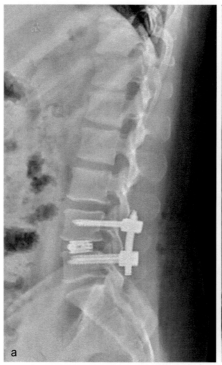

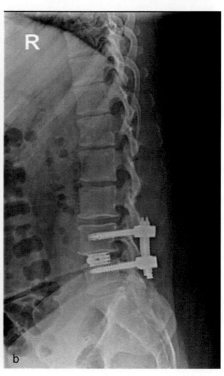

图 6-61　术后 1 个月和 1 年复查
a. 术后 1 个月侧位 X 线片提示内固定位置满意；b. 术后 1 年侧位 X 线片提示内固定无松动、断裂，融合器无下沉、退出等

（倪海键　赵颖川　樊云山　陈方经　虞舜志

王开明　刘培太　杨德顺　申自权）

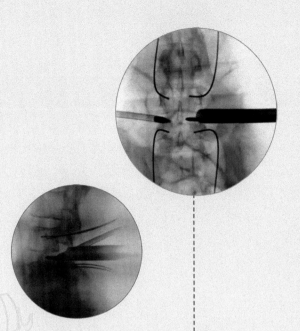

第 7 章

经皮内镜腰椎微创手术围手术期康复

第一节　腰椎手术康复简介

人群中患有腰痛的比例很高，有大量研究表明，大多数人一生中至少会经历一次腰痛，临床医师往往会结合多方面因素决定是否进行腰椎手术来解决患者的问题。本章将从康复医学与治疗学角度对微创腰椎手术围手术期的康复进行详细诠释。

多项研究和康复指南指出，对有腰椎慢性疼痛的患者，通常建议先进行数月的保守康复治疗，在症状缓解不佳或慢性疼痛急性发作时，再考虑手术治疗。而对于活动要求高的年轻人群来说，经皮内镜下腰椎间盘切除术通常是首选手术干预方式，因为年轻患者愈合能力较强，并且单纯椎间盘切除术保留了腰椎的运动节段，避免融合手术带来的活动受限等问题。

正如本书其他部分所述，V 形双通道脊柱内镜系统对周围组织的损伤较小，因此应该允许更积极的康复方式。但是 V 形双通道脊柱内镜单纯腰椎减压术和镜下融合术仍有一定的差异，从围手术期康复来说，两种术式主要在术后的康复方面存在一些不同。

本章旨在为所有下腰痛（low back pain，LBP）患者提供最佳康复指导，并为已经或将要接受腰椎微创手术的患者提供循证实践指导下的具体康复内容。我们首先介绍与腰痛相关的美国骨科物理治疗学会（Academy of Orthopaedic Physical Therapy，AOPT）指南。对于以腰痛伴放射性疼痛或跛行等表现的患者，我们应该更好地去了解他们的疼痛来源、临床表现、非手术治疗经历，从而制订最佳的手术方案及围手术期康复策略。为了达到更好的术后恢复效果，本章还将介绍患者术前康复和术后并发症的相关内容。最后，本章将阐述不同类型腰椎术后康复，以及各个阶段的具体康复内容、目标等。

第二节　腰痛临床指南

美国骨科物理治疗学会自 2008 年首次出版指南开始，就一直在收集专家汇编的临床实践指南。腰痛临床实践指南最初于 2012 年出版，最新修订版已完成，将于 2021 年修订出版。最初的指南支持将腰痛分为 5 种不同的模式：①腰痛伴活动障碍；②腰痛伴运动协调障碍；③腰痛伴下肢牵涉痛；④腰痛伴放射痛；⑤腰痛伴全身疼痛。

在这五种公认的腰痛模式中，需要腰椎手术的患者可能存在腰痛伴下肢牵涉痛、腰痛伴放射痛或同时存在这两种模式。如果能理解这些表现 / 模式之间的差异，康复治疗专家则能更好地评估、选择最佳治疗方案并提高这些患者的康复疗效。

腰痛伴下肢牵涉痛的患者常被归类为椎间盘损伤。大多数椎间盘损伤可采用非手术治疗，非手术治疗主要指通过运动、手法治疗和（或）牵引，以促进下肢症状的中心化（centralization）。

腰痛伴放射痛的患者常被归因为一个或多个腰部神经根受累，从而导致沿着腿部向下的放射性剧痛，以及腿部可能出现感觉异常、麻木和（或）无力。神经根受累也可以通过非手术治疗，包括神经松动术、神经通路周围软组织松动术及牵引。一旦这些症状得到治疗，且患者主诉下肢疼痛减轻或放射痛缓解，患者通常仍需要继续进行腰痛伴运动协调障碍模式的康复治疗。

腰痛伴运动协调障碍是最常见的腰痛模式，存在这种模式的患者不存在放射性或牵涉性下肢疼痛，仅存在随着背部运动产生疼痛。这类患者表现为特定腰椎节段的活动性增加，以及在腰椎活动范围中期或长久保持某个体位会出现疼痛。这种模式的治疗重点是治疗性训练，以提高躯干力量和耐力，以及神经肌肉功能活动的再教育。

许多腰椎术后患者先前存在的牵涉痛或放射痛会得到明显缓解，但仍会继续存在躯干和下半身运动协调性下降的情况。因此，腰椎术后康复重点非常类似于腰痛伴运动协调障碍的康复治疗模式。本章的治疗部分将详细介绍这种治疗方法。

第三节　术前康复

一、患者教育

大多数手术的术前康复主要集中在患者教育上。腰椎微创手术患者教育包括帮助患者了解手术过程、住院时间及术后注意事项。一些手术医师会要求患者在术后 6 周或更长时间内不要进行任何前屈、提重物或扭转动作，当然这也取决于具体的手术方式。大多数手术医师会在术后 12 周或更长的时间内限制提超过 10kg 的重物。手术前患者需要了解这些运动禁忌。此外，在术前指导患者如何正确地进行伤口保护，以及强调术后保持伤口清洁和干燥的重要性，对患者恢复而言也很有帮助。

二、功能性运动指导

若康复治疗师能知晓手术医师给出的患者禁忌动作，则能更好地指导患者完成正确的动作。根据术前患者的症状和激惹程度，康复治疗师可以指导患者如何在床上活动（翻身、坐起等）中避免身体扭转，如何采用对伤口压力最小的睡姿，以及如何保持伸直姿势完成从坐到站的动作（腰椎不弯曲）和直立行走（图 7-1）。在合适的时机，治疗师可以指导患者如何进行搬抬的动作，不过一般在术后几个月内患者不会用到此技能。术前进行有规律的心血管运动也可以改善预后，缩短住院时间。

三、核心肌群训练指导

多项研究报道，腰椎损伤患者存在腰椎多裂肌收缩减少，尤其是在疼痛和（或）损伤时。Rowley 及其同事于 2019 年进行的一项随机对照研究，评估了腰痛患者的多裂肌和竖脊肌（较深的躯干肌）收缩，与竖脊肌和较浅的肌腹收缩的对比。结论与先前的研究相似，发现慢性腰痛患者躯干深部肌肉不易收缩，在疼痛 / 损伤时，多裂肌实际上会存在萎缩。作者还得出结论，当这些深层肌肉没有随着手臂和腿的运动而收缩时，浅表的肌肉就不太可能收缩以稳定背部。

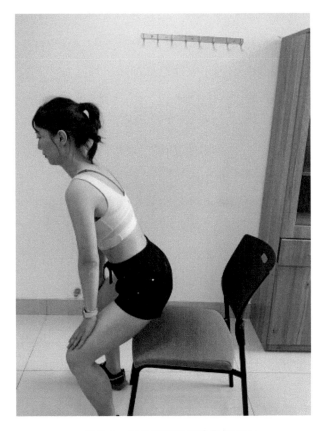

图 7-1　坐站转移中保持脊柱中立

Sions 等研究了 53 名患有慢性腰痛的老年人和 49 名没有疼痛的老年人的多裂肌、竖脊肌、腰大肌和腰方肌的横断面测量。他们发现那些患有慢性腰痛的人，尤其是女性，他们的多裂肌中脂肪含量高达 54%，而在他们的竖脊肌中脂肪含量较少。腰大肌和腰方肌没有变化，与对照组相似。

通过回顾类似研究，Hodges 等提出了一个理论，即纤维类型的变化很可能是由免疫反应引起的神经变化（即炎症）介导的。运动能正向促进组织中免疫系统的活动，且运动可影响来自脊柱的外周输入和病理性中枢神经系统的可塑性。这篇研究是我们向患者强调手术后锻炼重要性的理论基础。

Hodges 和 Danneels 在 2019 年发表的一篇临床评论，评估了腰痛患者在不同情况下的肌肉激活情况。他们总结了多裂肌可分为深、浅两个部分，深部多裂肌跨越约 2 个节段，而浅表竖脊肌和多裂肌最多跨越 5 个节段。深部多裂肌在伸展运动中主要对脊柱轴向加压而仅有少量伸展，浅表肌则主要完成脊柱伸展。当腰椎损伤时，浅表肌激活增加（这会导致屈曲耐受性下降），而深部多裂肌不会被激活。这可能导致多裂肌萎缩，以及多裂肌仅发挥后伸作用。然而，研究发现轻微激活深层多裂肌，可以在急性期恢复其收缩和改善肌肉横截面积。如果能提供早期干预，则效果更佳。

当患者进入腰痛的亚急性期时，力量训练有助于增加深部肌纤维的体积和数量，减少浅部肌纤维的使用。

随着患者进入腰痛的慢性期，脂肪和纤维化的变化变得更加一致。如果经皮内镜腰椎间盘切除术后患者出现这种情况，我们需要帮助患者首先激活深部多裂肌，然后进行阻力训练以重建肌肉组织。图 7-2 展示了多因素评估和治疗的例子。

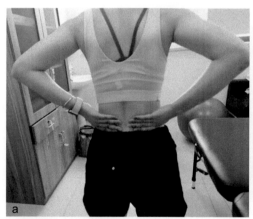
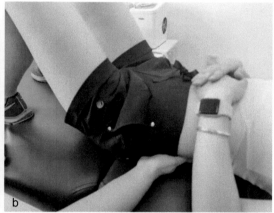
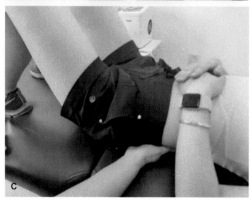

图 7-2　多裂肌的触诊
a. 站立位多裂肌触诊：将手指放在腰背两侧，刚好位于棘突的侧面，稍微向前弯腰。每个节段的多裂肌在该体位下都会被激活；b. 脊柱中立位多裂肌触诊：患者仰卧位下，康复治疗师和（或）患者在脊柱一侧进行多裂肌触诊；c. 中立脊柱指导：康复治疗师指导患者将手轻轻下压，骨盆向后旋转动作，产生微小的骨盆后旋。康复治疗师 / 患者的手应能感觉到多裂肌和腹横肌收缩

Hodge 在研究中表示，腰痛的康复可能需要涉及多方面、多层次的方法，包括考虑多种相互作用的"自下而上"和"自上而下"的生物机制，这些机制与伤害性疼痛的神经处理及脊椎的感觉运动控制相互作用。从康复的角度来说，对于这些患者群体，我们需要通过更多功能性运动来帮助患者重新训练脊柱周围的深层肌肉，以帮助重建正常的神经系统适应，以及正常的肌肉组织。

中国台湾的另一项研究观察了接受腰椎微创手术（包括腰椎融合术）的患者，重点是躯干控制（有控制地完成向前够取动作），并在术后 1 个月与对照组进行比较。他们发现，尽管疼痛得到明显缓解，功能也得到了改善，但这些患者在术后 1 个月仍表现出躯干控制能力下降的情况。

在腰椎微创融合术后，同样重要的是脊柱中立位的指导宣教，这有助于最大限度地减少对手术部位和周围区域的压力。腰椎固定融合节段的上方和下方都会对固定节段的运动受限进行代偿，这会导致一些并发症的出现，如骶髂关节疼痛等。为患者提供脊柱中立位的教育可以有利于融合部位更好地配合周围节段的运动。

术前康复过程的早期教育能帮助患者合理使用这些肌肉群，提供如何正确收缩肌肉的指导是康复治疗的一大重点。

四、神经科学教育

术前神经科学教育也大有益处，特别是对于那些因急性症状或慢性腰痛而焦虑或恐惧的患者。让患者明白接受手术的决定是正确的，这一点尤为重要，我们要确认他们对这个决定没有任何质疑。

虽然这超出了本章范围，但神经系统生理学和通路也可以是术前与患者进行讨论的一部分。通过帮助患者更好地了解周围神经的敏感性，以及手术和环境因素对神经敏感性的影响，对于患者来说都是有用的术前教育。

Louw 及其同事研究了一组慢性腰痛患者术前接受神经科学教育的效果，发现与未接受这种教育的患者相比，神经科学教育对术后疼痛和身体运动结果有更显著的积极影响。

五、患者术前教育

每个患者可能会存在着不同的体验和功能限制情况。因此，在术前教育过程中的指导宣教可能对患者是有所帮助的。

一般来讲，患者的术后物理治疗通常开始于术后的 1～4 周，具体时间视患者的手术表现及整体状态而定。在治疗期间，康复治疗师将会教患者如何在日常的生活活动中，更好地使用手术区域的肌肉发力以支撑起后背部。治疗师也会根据患者的个人需求和目标，为其选择合适的运动训练。例如，如果患者喜欢游泳，那么康复治疗师会根据游泳的项目特点为患者设计相应的运动康复处方，帮助患者能够尽快重新开始游泳。同理于其他的运动及日常活动。

一项系统性综述通过研究 430 000 例患者发现，康复治疗师对于腰椎微创术后患者的康复治疗是完全无风险的，而且还能降低并发症的发生风险。因此，如果临床医师或患者本身想要在术后康复的过程中，将活动能力恢复到最佳状态，并且把疼痛降到最低程度，那么把物理治疗列入患者康复计划当中是十分有必要的。

第四节 手术并发症

一、经皮内镜腰椎间盘切除术

经皮内镜腰椎间盘切除术的并发症通常很少见，本书的其他章节也有提及。然而，对于康复专家来说，在治疗过程中，掌握并发症的基本知识是非常重要的。因此，本章将简要讨论康复过程中需要注意的几个事项。

值得注意的是，2015 年之前的大多数研究报告显示，"常规开放手术"和经皮内镜腰椎间盘切除术（percutaneous endoscopic lumbar discectomy，PELD）在术后并发症方面没有差异。然而，2020 年一项最新的荟萃分析报告了经皮内镜腰椎间盘切除术降低了并发症风险，PELD 的整体并发症发生率为 5.8%，而开放性椎间盘切除术的整体并发症发生率为 16%。

最常见的手术并发症是感染，感染率为 0.7% ～ 12%。术后血肿也可能发生，但发生率仅为 1% 左右。感染或血肿的治疗通常由手术医师做出相应处理，但评估伤口愈合情况并指导患者对其伤口进行检查，是康复治疗师力所能及的事情。

神经根损伤和（或）新的或加重的神经功能障碍是严重但罕见的并发症，发生率为 0.5% ～ 3%。患者转诊进行康复治疗前，手术医师可能早已发现此类并发症。许多患者会出现一些残留的神经症状，这应该在术后评估时注意。手术前的肌节和皮节症状在手术后仍可能出现，并会随着椎间盘和（或）神经根周围的软组织恢复而随之持续愈合。帮助改善神经和软组织的活动性是术后治疗的重要组成部分。随着治疗的继续，评估和重新评估神经症状非常重要。如果患者自述神经疼痛加重、下肢无力或感觉改变，这些情况需要尽快报告给手术医师。

二、经皮内镜下腰椎融合术

荟萃分析发现，经皮内镜下腰椎融合术"与更短的住院时间、更少的失血和更少的并发症密切相关"。与经皮内镜椎间盘切除术一样，伤口感染似乎是最常见的并发症。因此，建议在初始康复治疗期间，应对患者的伤口进行评估，就像其他腰椎术后一样。

另一项荟萃分析发现接受经皮内镜下腰椎融合术的患者，术后神经根炎是主要的并发症，这是我们必须意识到的患者可能存在的并发症。评估必须包括神经张力测试，以及对肌节对应节段的关键肌群进行肌力评估，和对皮节进行的皮肤节段感觉评估。这些症状可能会在 6 ～ 12 周逐渐减轻，在这一时段内对患者进行教育是非常重要的。许多患者会经历一些与术前相似的神经根症状，这对患者心理上来说是非常可怕的。从笔者对这种情况的熟悉程度来看，帮助患者更好地理解这种情况发生的可能，以提供相应的认知行为疗法和鼓励以增加功能性活动能力，被证明取得了非常好的效果。同经皮内镜腰椎间盘切除术后相似，如果患者出现下肢无力或感觉减退，需尽快向手术医师报告。

根据笔者的经验，骶髂关节功能障碍（sacroiliac joint dysfunction）可能是脊柱融合术后最困难和最易使患者体力衰弱的并发症。我们将在本章后面详细讨论这一点，但重要的是要考虑患者的脊柱生物力学在腰椎融合后会发生什么样的变化，这种变化往往会导致骨盆张力增加，从而导致疼痛。

第五节　术后康复

一、术后评估

最初的术后评估可以是在住院患者手术当天或术后几天（甚至几周）。如前所述，手术前患者的功能情况是预后的一个非常重要的预测因素，也影响到患者治疗的积极性。这包括在手术前了解患者病史和他们的活动水平。

术后评估应常规进行神经功能评估，包括涉及皮节和肌节的评估，评估肌力和感觉的变化情况。这些变化可能导致基础运动模式的困难，首先应该考虑功能活动性评估，包括床上运动、坐卧转移。需要记录患者所需的协助量，来辅助训练，但更重要的是要确保患者安全。

如果患者能够耐受这些基本动作，康复专家就可以评估患者从坐姿到站姿、站姿和行走的耐受性。更高阶的运动模式，如前屈，举重和身体旋转等将在后期进行评估。

功能动作评估可以帮助康复人员进一步确定检查项目。例如，如果他们表现出坐立耐力下降，评估应该包括膝和髋关节伸展的手动抗阻测试。如果他们报告行走时踝背屈出现下肢神经症状，应评估坐骨神经的活动性。还应该考虑硬膜张力的可能性。如果患者有慢性腰痛病史，使用 Shirley Sahrmann 躯干力量分级评估法（图 7-3）评估多裂肌和横腹肌耐力是非常必要的。

二、术后康复治疗原则

（一）经皮内镜腰椎间盘切除术

关于经皮内镜椎间盘切除术后开始康复的时间，尚未有统一标准。大多数研究表明，与 4～6 周开始的康复相比，术后前 4 周的强化力量训练并没有带来任何额外的益处。对 22 项低级别研究（2503 例患者）进行系统性回顾，比较不同类型的康复（多学科、强化、拉伸、分级活动）发现，提供什么类型的治疗并不重要，只要在手术后 4 ～ 6 周开始接受康复治疗的患者其功能结果和疼痛明显好于未接受康复治疗的患者，或仅接受教育的患者。最近的临床实践指南里引用了一篇 Ozkara 等的随机对照试验结果，该试验对 30 例内镜下椎间盘切除术后患者开展了一个非特异的锻炼计划，发现锻炼组在第 6 周和第 12 周时比对照组功能有较大的改善，在第 12 周时疼痛有较大改善。

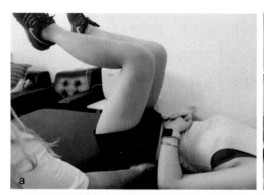
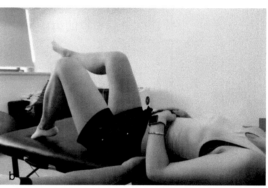
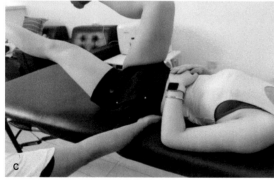

图 7-3　Shirley Sahrmann 躯干力量分级评估法
a. Shirley Sahrmann 躯干评估起始动作；b. 进阶动作；c. 进阶动作

（二）经皮内镜腰椎融合术

大多数关于腰椎融合术后康复治疗的报道均建议术后立即开始康复，特别是应尽快开展步行和认知行为的康复，应尽快恢复。然而，与内镜下椎间盘切除术后的建议类似，建议术后 3 个月才开始持续（每周 2 ～ 3 次）的康复治疗。Oestergaard 等的一项高级别研究发现在 6 周（对比 12 周）开始持续的康复并不能带来额外的益处。一些康复方案甚至规定术后 3 ～ 6 个月只需 8 次康复就诊。

Greenwood 及其同事在 2016 年对 237 例患者腰椎融合术后的康复进行了系统回顾和荟萃分析。他们得出结论："综合康复"包括运动和认知行为治疗，与"常规康复"相比，能提供短期和长期的益处，减少残疾和恐惧回避行为。如前所述，认知行为教育很可能是治疗的一大部分，尤其是对于接受腰椎融合手术的患者。这篇综述发现，腰椎融合术后患者的不满意程度较高，但认知行为治疗与患者自我疗效的满意度直接相关。

另外值得关注的是，腰椎融合术后由于一个或多个脊柱运动节段被固定融合而导致的力学变化。为了维持脊柱的活动度，患者融合节段的上、下邻近节段需要通过增加活动度来代偿融合节段受限的活动。对于腰椎，这通常意味着下胸椎，以及尤其骨盆和髋部需要更多活动代偿。因此，腰椎融合术后最需要注意的并发症是骶髂关节功能障碍的可能性。这是由于下腰椎缺乏活动后导致骨盆代偿性运动，而骶髂关节的结构本身不适合做大量运动，如果患者这一关节代偿性运动增加，则可能会拉伤和刺激这个关节周围的韧带。相反，如果可以教患者提高髋关节的活动度，骶髂关节将能够继续提供骨盆的稳定性，骶髂关节损伤的可能性也会降低。

因此，康复治疗师必须在康复过程早期开始关注患者髋关节活动。在初始评估期间评估髋关节伸展、内旋和外旋的活动情况将有助于指导患者的治疗，包括腰椎伸展、髋关节活动和骶髂关节稳定性训练。与所有康复患者一样，治疗应以我们评估期间发现的情况为指导。这将包括患者康复的具体目标及客观损伤和功能限制的测量。

康复干预应侧重于功能性运动，重点是保持脊柱处于中立位置，并与深部核心肌肉组织（多裂肌和腹横肌）康复训练相结合。指导患者保持中立的脊柱可能非常困难，尤其是对于那些有慢性腰痛和（或）全身疼痛病史的患者。具体的脊柱中立位描述超出了本书的范围，但我们提供了一些参考（图 7-2）。大量文献研究讨论了治疗性运动作为康复关键点的重要性。Yilmaz 等研究了动态腰椎稳定运动计划对近期腰椎间盘切除术患者的疗效。他们的随机试验结果表明，治疗师指导下的腰椎稳定训练优于在家独立进行一般训练计划，并优于 3 个月时未进行规定训练的对照组。Kulig 等进行了一项随机临床对照试验，比较了 12 周强化运动计划和教育、单独教育和常规物理治疗护理在椎间盘显微切除术后的效果，在两组的分析中，运动和教育导致 Oswestry 残疾指数的下降幅度更大，与单纯教育相比，步行距离的提高幅度更大。在三组分析中，在项目结束时进行的比较显示，与仅接受教育和常规物理治疗组相比，运动和教育后 Oswestry 残疾指数得分显著降低。最新的临床实践指南报告提出，需要高级别的随机对照试验来评估 LBP 手术后患者不同运动训练干预的有效性。临床医师应考虑加强躯干协调性、力量和耐力锻炼，以帮助亚急 / 慢性腰痛伴运动协调障碍患者，以及内镜腰椎椎间盘切除术后患者腰痛减轻。有关限制轴向压力、剪切力或旋转力的运动模式的患者教育，将帮助患者看到他们的疼痛和运动之间的联系。

根据患者对运动的恐惧程度，分级暴露可能是一种重要的治疗策略（表 7-1）。与其他腰椎手术相比，采用经皮内镜椎间盘切除术，软组织损伤最小，然而，有报道称术后疼痛、活动能力下降和躯干肌力下降亦可能持续数月。这可能与缺乏康复治疗直接相关。最新的临床实践指南提供了关于治疗期间患者教育的建议："物理康复治疗师可以对腰椎手术后的患者进行普通教育（即术后预防措施、锻炼和恢复体力活动）。"这一建议适用于接受微创椎间盘切除术或减压融合手术的患者。

表 7-1 运动分级暴露举例（恐惧动作—— 弯腰将重物从地上抬起）

	第一级	第二级	第三级	第四级
训练前恐惧程度	50/100	50/100	50/100	50/100
训练内容	仰卧膝关节够取胸口	坐位，膝关节够取胸口	站立屈膝屈髋，脊柱中立	站立屈膝屈髋，腰椎轻微前屈
训后恐惧程度	20/100	20/100	10/100	20/100
恐惧是否减轻	是	是	是	是
计划	进阶到功能坐位	进阶到髋膝活动	增加脊柱前屈活动	增加活动持续时间

三、经皮内镜腰椎间盘切除术康复治疗方案

请注意：该方案仅作为建议指导，应在物理康复治疗师辅导下使用。
不推荐患者独自完成，不正确的动作可能导致进一步的损伤（表 7-2）。

表 7-2　经皮内镜腰椎间盘切除术康复治疗方案

第 1 阶段（第 1 ~ 3 周）：保护运动阶段
患者目标：
• 直立姿势下控制水肿和疼痛
• 降低相关恐惧感
• 理解及使用正确的身体力学
• 预防粘连而导致神经灵活度受限
• 恢复关节活动范围（range of motion，ROM）同时增加下肢肌力
• 改善受限关节的活动度
患者教育：
• 手术后常见的残余麻木，随着时间的推移很可能会有所改善
• 使用症状来引导运动
• 疼痛不等于是伤害
• 鼓励开始行走
康复治疗：
  - 髋关节屈曲（屈膝位）、直腿抬高、髋关节外旋伸展屈髋（屈膝），支腿抬高，髋外旋
  - 站立位腓肠肌和比目鱼肌牵伸
进阶的标准：
• 在日常生活活动中能较好地控制疼痛
• 在日常生活活动中患者能够保持正确的体姿及脊柱位置
• 腹肌激活及等长收缩训练中不存在疼痛

第 2 阶段（第 3 ~ 6 周）：渐进加载 / 强化
患者目标：
• 各种体位下，都能保持良好的脊柱中立位
• 持续增加下肢柔韧性和力量训练
• 从最小神经张力症状进展到无张力症状
• 20 分钟心肺耐力训练
• 降低恐惧感
患者教育：
• 继续使用疼痛神经科学方法和认知行为疗法进行教育
康复治疗：
• 进阶性神经松动：从滑动技术到张力技术（图 7-11）

续表

- 下肢肌力训练
  - 指导患者举起 2.5kg（约 5 磅）的重物
- 腹部支撑训练进展
- 增加步行时间和强度

进阶的标准：
- 在日常生活活动中能较好地控制疼痛
- 至少能完成 20 分钟有氧训练
- 在治疗性运动和有氧练习时，能保持正确的脊柱位置和姿势

第 3 阶段（7～12 周）：功能和感觉运动训练
患者目标：
- 坚持正确的身体体位
- 独立完成自我照护及日常生活活动
- 提高体力活动的耐力
- 重返回术前的功能状态

康复治疗：
- 开始体育运动 / 三平面活动模式
- 多平面内渐进的核心训练和下肢力量训练
- 增加步行时间和强度
- 椭圆机练习

进阶的标准：
- 无痛完成特定的高功能水平要求的活动
- 在高功能水平活动中保持正确的脊柱姿态和位置
- 参与有氧训练和力量训练以保持健康

第 4 阶段（第 12 周以上）：运动 / 工作专项培训
康复治疗：
- 进步全身力量和耐力包括跳跃和跳跃训练（视情况而定）
- 建立步行 / 跑步独立计划

（一）阶段 I：保护运动阶段（第 1～3 周）

1. 患者目标

（1）直立姿势下控制水肿和疼痛。

（2）降低相关恐惧感。

（3）理解及使用正确的身体力学。

（4）预防粘连而导致神经灵活度受限。

（5）恢复关节活动范围（range of motion，ROM）同时增加下肢肌力。

（6）改善受限关节的活动。

2. 患者教育

（1）手术后常见的残余麻木，随着时间的推移很可能会有所改善。

（2）使用症状来引导运动。

（3）疼痛不等于是伤害。

（4）鼓励开始行走。

3. 康复治疗

（1）被动活动范围内牵伸：髋关节屈曲（屈膝位）、直腿抬高、髋关节外旋伸展屈髋（屈膝），支腿抬高，髋外旋；站立位腓肠肌和比目鱼肌牵伸。

（2）仰卧位神经滑动/牵伸（图 7-4）。

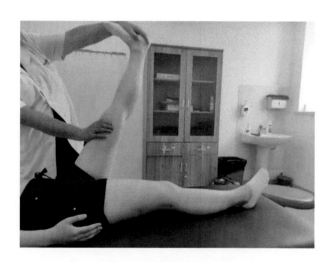

图 7-4　仰卧位神经松动治疗

（3）人体力学训练：①床上转移训练；②保持腰椎前凸，避免坐位躯干前屈。

（4）下肢训练（开始阶段每天 3 次，每次 2 组，每组 20 个）：①踝泵；②股四头肌激活（仰卧位直腿收缩股四头肌）（图 7-5）；③长弧形股四头肌（坐位伸膝）；④短弧形股四头肌（将枕头或泡沫轴垫于膝后，伸膝）（图 7-5）。

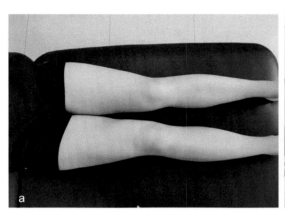
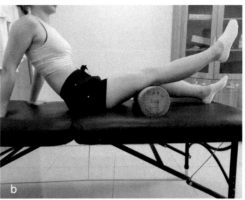

图 7-5　a. 股四头肌激活（仰卧位直腿收缩股四头肌）；b. 短弧形股四头肌（将枕头或泡沫轴垫于膝后，伸膝）

（5）核心肌群训练（开始阶段每天 3 次，每次 2 组，每组 20 个）。①多裂肌等长收缩（图 7-2）；②腹肌等长收缩同时下肢进行蚌式开合运动（图 7-6）；③屈膝仰卧位腹肌等长收缩。

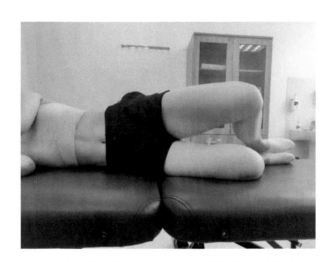

图 7-6　腹肌等长收缩同时下肢进行髋关节外展（蚌式运动）

（6）核心肌群训练进阶（开始阶段每天 3 次，每次 3 组，每组 20 个）：①腹肌等长收缩同时足跟滑行；②腹肌等长收缩同时上肢向上够取；③侧卧位腹肌等长收缩同时进行髋外展运动；④腹肌等长收缩同时进行桥式运动（图 7-7）；⑤腹肌等长收缩同时进行站立位伸髋；⑥四点支撑跪姿，腹肌收紧，进阶训练为抬起一侧手臂，或一侧下肢，或手足交替

（图 7-8）；⑦深蹲（开始阶段每天 2 ～ 3 组，每组 10 次）。

（7）步行训练计划。

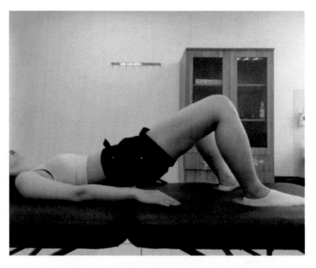

图 7-7　腹肌等长收缩同时进行桥式运动

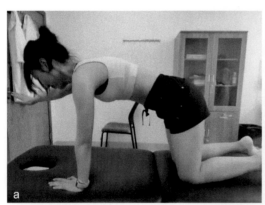 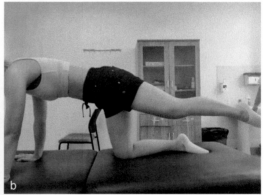

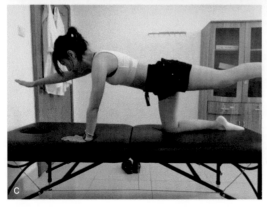

图 7-8　**四点跪位鸟狗训练**
a. 四点支撑跪姿，腹肌收紧，进阶训练为抬起一侧
手臂；b. 四点支撑跪姿，腹肌收紧，进阶训练为抬
起一侧下肢；c. 四点支撑跪姿，腹肌收紧，进阶训
练为抬起一侧手臂和对侧下肢

4. 进阶的标准

（1）在日常生活活动中能较好地控制疼痛。

（2）在日常生活活动中患者能够保持正确的体姿及脊柱位置。

（3）腹肌激活及等长收缩训练中不存在疼痛。

（二）阶段Ⅱ：增加载荷/增强肌力（第 3～6 周）

1. 患者目标

（1）各种体位下，都能保持良好的脊柱中立位。

（2）持续增加下肢柔韧性和力量训练。

（3）从最小神经张力症状进展到无张力症状。

（4）20 分钟心肺耐力训练。

（5）降低恐惧感。

2. 患者教育

（1）根据指导逐渐增加步行耐力。

（2）继续使用疼痛神经科学方法和认知行为疗法进行教育。

（3）继续使用疼痛神经科学方法对患者进行教育，并开展认知行为疗法。

3. 康复治疗

（1）下肢力量训练：深蹲（开始阶段每天 2～3 组，每组 10 次）。

（2）指导患者举起 2.5kg 的重物（图 7-9）。

（3）髋关节松动/牵伸。

（4）核心控制进阶训练：①四点支撑跪姿，腹肌收紧，进阶训练为抬起一侧手臂，或一侧下肢，或手足交替；②俯卧位伸髋（图 7-10）；③进阶性神经松动：从滑动技术到张力技术（图 7-11）。

（5）增加步行时间和强度。

4. 进阶的标准

（1）在日常生活活动中能较好地控制疼痛。

（2）至少能完成 20 分钟有氧训练。

（3）在治疗性运动和有氧练习时，能保持正确的脊柱位置和姿势。

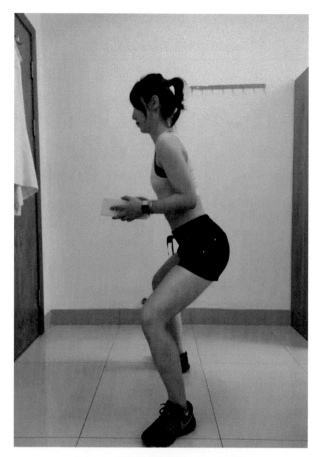

图 7-9　指导患者举起 2.5kg 重物

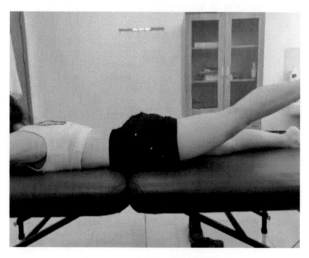

图 7-10　俯卧位髋关节伸展

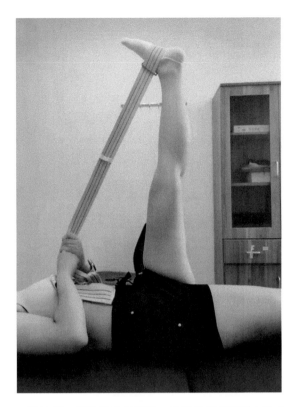

图 7-11　进阶性神经松动：从滑动技术到张力技术

（三）阶段Ⅲ：功能和感觉运动训练（第 7 ～ 12 周）

1. 患者目标

（1）维持正确的身体体位。

（2）独立完成自我照护及日常生活活动。

（3）提高体力活动的耐力。

（4）重返术前的功能状态。

2. 康复治疗

（1）开始体育运动 / 三平面活动模式。

（2）多平面内渐进的核心训练和下肢力量训练：①平板支撑和侧平
板撑（图 7-12）；②负重下蹲；③砍伐 / 抬举练习（图 7-13）。

（3）增加步行时间和强度。

（4）椭圆机练习。

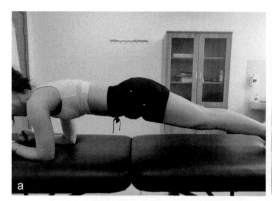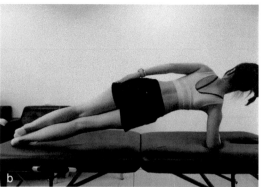

图 7-12　a. 平板支撑；b. 侧平板撑

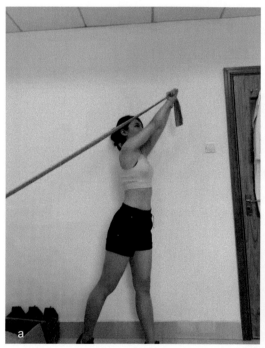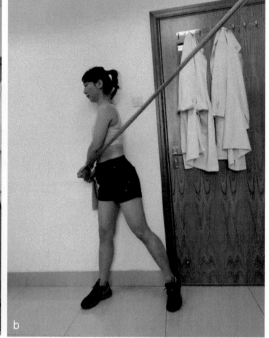

图 7-13　a. 旋转 / 三平面运动，抬举练习；b. 旋转 / 三平面运动，砍伐练习

　　3. 进阶的标准

　　（1）无痛完成特定的高功能水平要求的活动。

　　（2）在高功能水平活动中保持正确的脊柱姿态和位置。

　　（3）参与有氧训练和力量训练以保持健康。

　　（四）阶段Ⅳ：运动 / 工作专项训练（12 周以上）

康复治疗

（1）提高全身力量和耐力渐进的全身力量和耐力训练：①下蹲和推举；②土耳其起立。

（2）结合双足跳跃或单足跳跃训练（视情况而定）。

（3）走路 / 跑步计划。

四、经皮内镜下腰椎融合术康复治疗方案

请注意：该方案仅作为建议指导，应在物理康复治疗师辅导下使用。

不推荐患者独自完成，不正确的动作可能导致进一步的损伤（表 7-3）。

表 7-3　经皮内镜腰椎融合术康复治疗方案

第 1 阶段（第 1 ～ 2 周）：保护运动阶段
患者目标：
• 疼痛及炎症控制
• 保护修复
• 学会姿势和可控的动作的正确力线
• 无恐惧回避
患者教育：
• 手术后常见的残余麻木，随着时间的推移很可能会有所改善
• 使用症状来引导运动
• "疼痛不等于伤害"
• 鼓励开始行走
康复治疗：
• 认知行为治疗 / 教育
• 胸腰支具的使用限制腰椎运动
• 通过中立的脊柱预防措施执行可控的活动
• 尽量多走路
• 卧床锻炼 / 下肢训练
进阶的标准：
• 在日常生活活动中能较好地控制疼痛
• 可以独立完成胸腰支具穿脱
• 以正确的姿势和无痛的姿势完成床上运动

第 2 阶段（第 3 ～ 6 周）：渐进加载 / 强化
患者目标：
• 控制疼痛和炎症
• 保持脊柱中立位的运动觉训练
• 激活腹横肌和多裂肌
• 在所有功能活动都保持正确的身体力学

续表

- 促进髋关节活动的柔韧性

患者教育：

- 改变常见的与腰痛有关的腰椎骨盆协调性，尤其在前屈动作、坐站和步行
- 指导患者举起 2.5kg（约 5 磅）的重物
- 尽量鼓励步行
- 继续使用疼痛神经科学方法对患者进行教育，并开展认知行为疗法

患者治疗：

- 冷疗、电刺激、软组织松动（根据需要）
- 教育和训练保持脊柱中立位
- 髋关节屈肌和旋转肌牵伸
- 恰当力线下的功能性活动训练
- 下肢力量训练
- 指导患者举起 2.5kg（约 5 磅）的重物

进阶的标准：

- 在日常生活活动及体力活动中能较好地控制疼痛
- 至少能完成 20 分钟有氧训练
- 在治疗性运动和有氧练习时，能保持正确的脊柱位置和姿势

第 3 阶段（第 7 ~ 16 周）：功能和感觉运动训练

患者目标：

- 深层核心肌群的自动激活
- 动态腰椎稳定训练的进阶
- 有氧训练的进阶
- 增加对前屈动作的耐受和信心
- 运动模拟 / 可控环境中的运动

康复治疗：

- 躯干力量训练
- 腹桥、抗旋转砍伐动作
- 下肢力量训练
- 着重于前屈、坐站的功能训练（适当的工作调整）
- 有氧训练

进阶的标准：

- 无痛完成特定的高功能水平要求的活动
- 在高功能水平活动中保持正确的脊柱姿态和位置
- 参与有氧训练和力量训练以保持健康

第 4 阶段（16 周以上）：运动 / 工作专项训练

康复治疗：

- 进步全身力量和耐力包括跳跃和跳跃训练（视情况而定）
- 建立步行 / 跑步独立计划

（一）阶段Ⅰ：保护运动阶段（第 1～3 周）

1. 患者目标

（1）疼痛及炎症控制。

（2）保护修复。

（3）学会姿势和可控的动作的正确力线。

（4）无恐惧回避。

2. 患者教育

（1）手术后常见的残余麻木，随着时间的推移很可能会有所改善。

（2）使用症状来引导运动。

（3）"疼痛不等于伤害"。

（4）鼓励开始行走。

3. 康复治疗

（1）认知行为疗法 / 教育。

（2）胸腰支具的使用限制腰椎运动。

（3）脊柱中立位下进行可控的灵活性训练。

（4）在耐受范围内步行。

（5）床上运动：股四头肌激活、臀肌激活、足跟滑动、抬足跟等。

（6）被动活动度牵伸：①髋关节屈曲（屈膝位）、直腿抬高、髋关节外旋伸展屈髋（屈膝），支腿抬高，髋外旋；②站立位腓肠肌和比目鱼肌牵伸。

（7）仰卧位神经滑动 / 牵伸（图 7-4）。

（8）人体力学训练：①床上转移训练；②保持腰椎前凸，避免坐位躯干前屈。

（9）下肢训练（开始阶段每天 3 次，每次 2 组，每组 20 个）：①踝泵；②股四头肌激活（仰卧位直腿收缩股四头肌）；③长弧形股四头肌（坐位伸膝）；④短弧形股四头肌（将枕头或泡沫轴垫于膝后，伸膝）（图 7-5）。

（10）核心肌群训练（开始阶段每天 3 次，每次 2 组，每组 20 个）。①腹肌等长收缩（图 7-2）；②腹肌等长收缩同时下肢进行蛙式开合运动

（图 7-6）；③屈膝仰卧位腹肌等长收。

（11）步行训练计划。

4. 进阶的标准

（1）在日常生活活动中能较好地控制疼痛。

（2）可以独立完成胸腰支具穿脱。

（3）以正确的姿势和无痛的姿势完成床上运动。

（二）阶段Ⅱ：渐进加载 / 强化（第 3 ～ 6 周）

1. 患者目标

（1）控制疼痛和炎症。

（2）保持脊柱中立位的运动觉训练。

（3）激活腹横肌和多裂肌。

（4）在所有功能活动都保持正确的身体力学。

（5）促进髋关节活动的柔韧性。

2. 患者教育

（1）改变常见的与腰痛有关的腰椎骨盆协调性，尤其在前屈动作、坐站和步行。

（2）指导患者举起 2.5kg 的重物。

（3）尽量鼓励步行。

（4）继续使用疼痛神经科学方法对患者进行教育，并开展认知行为疗法。

3. 康复治疗

（1）冷疗、电刺激、软组织松动（根据需要）。

（2）患者教育和训练保持脊柱中立位。

（3）髋关节屈肌和旋转肌牵伸。

（4）恰当力线下的功能性活动训练。

（5）下肢力量训练：蹲坐（开始时重复 2 ～ 3 下，共 10 次）深蹲（开始阶段每天 2 ～ 3 组，每组 10 次）。

（6）指导患者举起 2.5kg 的重物。

（7）核心肌群训练进阶。

（8）核心肌群训练（开始阶段每天 3 次，每次 3 组，每组 20 个）：

①腹肌等长收缩同时足跟滑行；②腹肌等长收缩同时上肢向上够取；③侧卧位腹肌等长收缩同时进行髋外展运动；④腹肌等长收缩同时进行桥式运动（图 7-7）；⑤腹肌等长收缩同时进行站立位伸髋；⑥四点支撑跪姿，腹肌收紧，进阶训练为抬起一侧手臂，或一侧下肢，或手足交替（图 7-8）；⑦深蹲（开始阶段每天 2 ～ 3 组，每组 10 次）。

（9）进阶神经松动：从滑动技术到张力技术。

（10）增加步行时间和强度。

4. 进阶的标准

（1）在日常生活活动及体力活动中能较好地控制疼痛。

（2）至少能完成 20 分钟有氧训练。

（3）在治疗性运动和有氧练习时，能保持正确的脊柱位置和姿势。

（三）阶段Ⅲ：功能和感觉运动训练（第 7 ～ 16 周）

1. 患者目标

（1）深层核心肌群的自动激活。

（2）动态腰椎稳定训练的进阶。

（3）有氧训练的进阶。

（4）增加对前屈动作的耐受和信心。

（5）运动模拟 / 可控环境中的运动。

2. 康复治疗

（1）躯干力量训练。

（2）腹桥、抗旋转砍伐动作。

（3）下肢力量训练。

（4）着重于前屈、坐站的功能训练（适当的工作调整）。

（5）有氧训练：步行、舞蹈、椭圆机、自行车。

（6）开始体育运动 / 三平面活动模式。

（7）多平面内渐进的核心训练和下肢力量训练：①平板支撑和侧平板撑（图 7-12）；②负重下蹲；③砍伐 / 抬举练习（图 7-13）。

（8）增加步行时间和强度。

（9）椭圆机练习。

3. 进阶的标准

（1）无痛完成特定的高功能水平要求的活动。

（2）在高功能水平活动中保持正确的脊柱姿态和位置。

（3）参与有氧训练和力量训练以保持健康。

（四）阶段Ⅳ：运动/工作专项训练（第 16 周以上）

康复治疗

（1）提高全身力量和耐力渐的地全身力量和耐力训练：下蹲和推举；土耳其起立。

（2）结合双足跳跃或单足跳跃训练（视情况而定）。

（3）走路/跑步计划。

（Amanda Ferland　张　鑫　冯　纯　闫　煌　杨　珣）

参考文献

Cawley DT, Alexander M, Morris S. 2014. Multifidus innervation and muscle assessment post-spinal surgery. Eur Spine J, 23: 320-327.

Chen X, Chamoli U, Castillo JV, et al. 2020. Complication rates of different discectomy techniques for symptomatic lumbar disc herniation: a systematic review and meta-analysis. Eur Spine J, 29(7): 1752-1770.

Chen YC, Zhang L, Li EN, et al. 2019. An updated meta-analysis of clinical outcomes comparing minimally invasive with open transforaminal lumbar interbody fusion in patients with degenerative lumbar diseases. Medicine, 98(43): e17420.

Clark AJ, Safaee MM, Khan NR, et al. 2017. Tubular microdiscectomy: techniques, complication avoidance and review of literature. Neurosurg focus, 43: e7.

Dayani F, Chen YR, Johnson E, et al. 2019. Minimally invasive lumbar pedicle screw fixation using cortical bone trajectory-Screw accuracy, complications, and learning curve in 100 screw placements. J Clin Neurosci, 61: 106-111.

Delitto A, George SZ, Van Dillen L, et al. 2012. Low Back Pain. J Orthop Sports Phys Ther, 42(4): A1-A57.

Dolan P, Greenfield K, Nelson RJ, et al. 2000. Can exercise therapy improve the outcome of microdiscectomy? Spine (Phila Pa 1976), 25(12): 1523–1532.

George S, Zeppieri G. 2009. Physical Therapy Utilization of Graded Exposure in Patients with Low Back Pain. J Orthop Sports Phys Ther, 39: 496-505.

George S et al. 2021. Physical therapist interventions for low back pain: low back pain revision 2021. J Orthop Sports Phys Ther, Pubmed.

Greenwood J, McGregor A, Jones F, et al. 2016. Rehabiliation following lumbar fusion surgery: a systematic review and meta-analysis. Spine (Phila Pa 1976), 41: e28-e36.

Hakkinen A, Ylinen J, Kautiainen H, et al. 2003. Pain, trunk muscle strength, spine mobility and disability following lumbar disc surgery. J Rehabil Med, 35: 236-240.

Hodges PW, James, G, Blomster L, et al. 2015. Mulitifidus muscle changes after back surgery are characterized by structural remodeling of muscle, adipose and connective tissue, not muscle atrophy. Spine (Phila Pa 1976), 40: 1057-1071.

Hodges P, Barbe MF, Loggia ML, et al. 2019. Diverse role of biological plasticity in low back pain and its impact on sensorimotor control of the spine. J Orthop Sports Phys Ther, 49: 389-401.

Hodges PW, Danneels L. 2019. Changes in structure and function of the back muscles in low back pain: Different time points, observations and mechanisms. J Orthop Sports Phys Ther, 49: 464-476.

Hoy D, March L, Brooks P, et al. 2014. The global burden of low back pain: estimates from the Global Burden of Disease 2010 study. Ann Rheum Dis, 73: 968–974.

Kulig K, Beneck GJ, Selkowitz DM, et al. 2009. An intensive, progressive exercise program reduces disability and improves functional performance in patients after single-level lumbar microdiscectomy. Phys Ther, 89: 1145-1157.

Madera M, Brady J, Deily S, et al. 2017. The role of physical therapy and rehabilitation after lumbar fusion surgery for degenerative disease: a systematic review. J Neurosurg Spine, 26: 694-704.

Meucci RD, Fassa AG, Faria NM. 2015. Prevalence of chronic low back pain: systematic review. Rev Saude Publica, 49: 1.

Norton BJ, Sahrmann SA, Van Dillen LR. 2004. Differences in measurements of lumbar curvature related to gender and low back pain. J Orthop Sports Phys Ther, 34: 524-534.

Oestergaard LG, Christensen FB, Nielsen CV, et al. 2013. Early versus late initiation of rehabilitation after lumbar spine fusion. Spine (Phila Pa 1976), 38: 1979-1985.

Ojha HA, Wyrsta NJ, Davenport TE, et al. 2016. Timing of physical therapy initiation for nonsurgical management of musculoskeletal disorders and effects on patient outcomes: a systematic review. J Orthop Sports Phys Ther, 46: 56-70.

Oosterhuis T, Costa LO, Maher CG, et al. 2014. Rehabilitation after lumbar disc surgery. Cochrane Database Syst Rev, 4: 3(14)[2021-6-10].https://dio.org/10.1002/14651858.CD003007.

Ozkara GO, Ozgen M, Ozkara E, et al. 2015. Effectiveness of physical therapy and rehabilitation programs starting immediately after lumbar disc surgery. Turk Neurosurg, 25(3): 372-379.

Pao JL, Yang RS, Hsiao CH, et al. 2014. Trunk control ability after minimally invasive lumbar fusion surgery during the early postoperative phase. J Phys Ther Sci, 26: 1165-1171.

Rowley KM, Smith JA, Kulig K. 2019. Reduced trunk coupling in persons with recurrent low back pain is associated with greater deep-to-superficial trunk muscle activation ratios during the balance-dexterity task. J Orthop Sports Phys Ther, 49: 887-898.

Shriver MF, Xie JJ, Tye EY, et al. 2015. Lumbar microdiscectomy complication rates: a systematic review and meta-analysis. Neurosurg Focus, 39: e6.

Sions JM, Elliot JM, Pohlig R, et al. 2017. Trunk muscle characteristics of the multifidi, erector spinae, psoas, and quadratus lumborum in older adults with and without chronic low back pain. J Orthop Sports Phys Ther, 47: 173-179.

Tarnanen SP, Neva MH, HLouw A, et al. 2013. Development of a preoperative neuroscience educational program for patients with lumbar radiculopathy. Am J Phys Med Rehabil, 92(5): 446-452.

Yilmaz F, Yílmaz A, Merdol F, et al. 2003. Efficacy of dynamic lumbar stabilization exercises in lumbar microdiscectomy. J Rehabil Med, 35: 163-167.